脳と心のライブラリー

臨床脳科学

心から見た脳

加藤忠史

岩崎学術出版社

はじめに

心理臨床、精神科医療、精神保健福祉など、さまざまなメンタルヘルスの現場では、日々精神疾患の患者さんと関わり、心理・社会的治療や社会復帰の援助を行っています。こうしたメンタルヘルス実践は、心理学を含め、どちらかというと人文・社会科学的なアプローチが中心となっています。

しかしながら、その一方で、精神疾患は脳という臓器の病気でもあります。脳について、どれだけ理解した上でこうした仕事をしていけばよいのか、不安に思われる方もいらっしゃるのではないでしょうか。最近、脳科学は急速に進歩していますが、脳科学の本というと、分子や細胞の話が多くて、特に文系の方にとっては、少々ハードルが高く感じられるのではないかと思います。

岩崎学術出版社から、本を書いてみないかとお声かけいただいた時、確かに、メンタルヘルス臨床の観点から脳について知る本は必要だと思いました。分子や細胞からでなく、心や、心の症状として現れる病気を手がかりに、脳について考える本があれば、取り組みやすいのではないか、と考えました。

私は精神科医ですので、精神療法にも関心を持ってきましたが、この十七年間は、主に理化学研究所で精神疾患の脳科学の研究に携わってきました。ただ、理化学研究所での研究の傍ら、ずっと臨床にも携わってきました。現在は週末にクリニックで診療をしており、脳科学と臨床という、両方の立場から、精神疾患に取り組んでいます。臨床の視点から脳を見る本が必要だとしたら、それを作るのは私の使命かもしれない、と思いました次第です。

この本では、主にメンタルヘルス専門職の方々が日々感じている臨床的疑問を手がかりに、脳科学の世界にご案内し、知っておくべき脳科学の知識について、わかりやすくまとめることを目指しました。すなわち、心理学や精神医学という、心の視点から脳を見ていくのが、この本です。

なお、一般的でない言葉が出てきたら、その場で説明するように心がけましたので、知っている言葉の説明が出てきたら、跳ばして読んで下さい。

本書が、メンタルヘルスに携わる方のお役に立てることを祈っております。

目　次

第Ⅲ部　精神疾患と脳

第Ⅰ部　臨床心理と脳

第1章　無意識と脳

私自身がこころの問題に初めて関心を持ったのは、宮城音弥氏の心理学の本や、フロイトの精神分析の本でした。私たちが見る夢は、無意識の願望が検閲された結果であるとか、私たちの日々の生活の中で生じるちょっとした言い間違いにも無意識が現れているといったフロイトの考えは、当時の私にとってはとても新鮮に思え、無意識という、広大な領域が私たちの心の中に隠れている、ということに関心を持ちました。

当時（四十年くらい前です）は、「脳科学」という言葉はまだありませんでした。その頃、それにあたる言葉といえば、「大脳生理学」でしたが、まだＭＲＩもない時代でしたから、サルやネコの脳に電極をさして調べるような研究や、人を対象とした研究は脳波による研究などが中心で、とても心に迫れるような感じはしませんでした。

　そんなわけで、「無意識」「夢」「心理」などに興味を持ち始め、次第に将来、こうした心の研究をしたいと思うようになり、宮城音弥氏が、人を対象とした心理学研究をする際に、医師免許がなくて苦労し、そのキャリアの途中で医師免許を取得されたという話を読み、医学部に入ろう、と思ったのでした。

　しかし、大学生時代に知ったある論文で、もはや夢を研究するにも、脳を研究しなければならない、と思い知らされました。

夢と脳波

　人の睡眠中に「ＲＥＭ睡眠」という睡眠段階があることが二十世紀半ばに発見され、特に夢との関連が注目されていました。ＲＥＭとは急速眼球運動、という意味で、睡眠に入ってから四十五分から一時間位すると、全身は動かないのに、眼球だけが激しく動く時期が現れるのです。この間の脳はあたかも目が覚めているような状態を示しているので、ＲＥＭ睡眠は「逆説睡眠」とも呼ばれます。この激しい眼球の動きは、いかにも夢を見ているように見えるので、おそらくＲＥＭ睡眠中に夢を見ているのではないかと考えられ、例えば左右に眼が規則的に動いている時に起こしてみたらテニスの試合を観戦している夢だったとか、そんな研究も報告されていました。

そんな時代に行われた研究が、宮内哲氏による研究です。(1)

当時、物を見た時に、脳波にわずかな変化が起きることが知られていました。

脳波は、頭部に電極をつけて、じっと動かずにいると記録される、微弱な電位の変化のことです。心電図が数ミリボルトという単位なのに比べて、数十マイクロボルトという、百分の一以下の小さな電位の変化です。そのため、心電図や筋電図の影響や外部の電波の干渉などを受けやすく、外からの電波が届かないようにした部屋で、安静にしなければ、きれいな脳波がとれません。

そんな微弱な信号なので、一九二〇年代、ハンス・ベルガーという人が初めて記録した時は、脳腫瘍の治療のために、頭蓋骨を一部取り外していた患者さんの頭部から記録したのだそうです。それでもベルガーは、本当に脳波なのかと疑い続けました（これこそ科学者の取るべき態度と言えましょう）。そして、得られた波形が、脳波以外の理由、たとえば心電図、眼球運動などで生じたものでないか、徹底的に調べて、五年間かけて論文を書いたそうです。

にもかかわらず、当時、人の脳から電磁波が出ていて、それがテレパシーの正体だ！　などという似非科学が流行したりしていたこともあって、こうした疑似科学の一種と誤解されてしまい、認められるのに五年もかかったのだそうです。

このようにしてやっととれるようになった人の脳波ですが、記録を見るだけでわかることと言えば、起きているか寝ているか、眼を開けているか閉じているか、といった程度で、てんかんの診断や意識障害の判定などにしか使えませんでした。

しかし、視覚的な刺激、あるいは聴覚的な刺激（音）を繰り返し与え、生じた脳波の変化を記録し、これを刺激のタイミングに合わせて平均加算していくと、だんだんと一定の形が現れることが次第にわかってきました。

このように、ある刺激に対する脳波の反応を平均加算することによって得られた波形を、誘発電位と呼びます。そして、物を見た時の誘発電位が、視覚誘発電位です。

物を見れば視覚誘発電位が現れる、ということがわかりましたので、もし、ＲＥＭ睡眠中に夢を見ているのであれば、起きて何かを見ている時と同じように、目を閉じて夢を見ている時にも、同じように、物を見ることによる誘発電位が現れるのではないか、と宮内氏は考えたわけです。（最近になって、この宮内哲氏と初めてお会いする機会があり、上記のベルガーの逸話を教えていただくと共に、当時の研究のご苦労を伺いました。一人での徹夜の睡眠実験には大変苦労されたそうです。）

そして、眼球が動いた時に起きる脳波の変化を平均加算して求めた結果、物を見た時と同じような脳波の変化が起きていたことから、やはりＲＥＭ睡眠では夢を見ているのだ、と考えられたのです。

夢と機能的MRI

こうした研究は、その後三十年ほどの間に、さらに進歩しています。

動物の脳では、百本以上の電極を脳にさして、さまざまな物体を見せて、その間の脳の活動を記録し、コンピューターにその電極から記録した電気信号を学習させると、電極に記録された神経の電気活動から、逆に動物が見ていた映像を再構成することができた、というところまで研究が進んでいます。

人の場合は、さすがに電極をさすというわけにはいきませんが、機能的MRIを用いることができます。

機能的MRIとはどんなものか、おおざっぱに説明します。

MRI（磁気共鳴画像）というのは、「磁気共鳴現象」という物理学的な現象を利用して、生体の中にある水分子の空間分布を画像化したものです。

磁気共鳴現象というのは、強い磁場の中に物質を入れて、電波を与えると、原子核が電波のエネルギーを吸収し、共鳴して、エネルギーの高い状態になり、その後、与えた電波とほぼ同じ周波数の電波を発しながら元に戻るというものです。

この原子核が発する電波を分析して画像にしたのがＭＲＩです。ＭＲＩでは、水分子に含まれる水素原子核を画像化します。原子核が発する電波の周波数は磁場の強さに比例しているので、ＭＲＩ装置の中で、左右方向に磁場の勾配を作っておくと、周波数を見れば、左から来た電波なのか、右から来た電波なのか、区別がつくわけです。

また、同じ水でも、まわりの環境によって信号の出方が違います。その水分子が脳の中でどのような状態にあるのかによって、信号の出方が異なってくるのです。これによって、コントラストが生まれ、脳の形を見ることができます。

このＭＲＩを応用したのが、機能的ＭＲＩ（ファンクショナルＭＲＩ、ｆＭＲＩ）です。

一九九〇年ごろ、小川誠二氏が、脳が活動すると、わずかにＭＲＩの信号の強さが変化することを発見しました[2]。脳が活動し、その部位の血流が速くなると、脳の信号強度がほんのわずか強くなるため、課題に伴って賦活された脳の部位を明らかにすることができるのです。

このｆＭＲＩの原理が発見されると、当時すでにＭＲＩ装置は広く普及していたので、これを用いた人の脳研究が爆発的に増え、現在では医学領域を超えて、心理学や経済学の研究にも使われています。

このように、「ある課題を与えた時に、脳のどこが賦活されるか」を調べるのが機能的ＭＲＩですが、神谷之康氏らは、その逆の問題に取り組みました。すなわち、脳の賦活の様子を見て、その信号から、どのような課題が与えられたのかを解読する、ということです。

神谷氏らは、起きている間に、いろいろな物を見せながら、脳の中の、物を見ることに関わる部分である大脳視覚皮質で機能的MRIを記録することによって、逆に機能的MRIのデータから何を見ているかを予測できるような解読器を作りました。そして、この技術を応用して、夢をMRIで解読する、という驚くべき研究を行ったのです。(3)

夢を見ている時の機能的MRIデータに、前述の解読器を適用すると、物によっては、七、八割の確率で当てられるようになったそうです。さらに、本人がはっきり見たとは言わなかったものまで、おそらく見たであろうと推測することにも成功しています。

このように、夢が脳の活動であることは今や間違いなく、夢の研究は今後、脳を調べる研究が主流になっていくでしょう。

こうなるともはや、フロイトの夢分析の脳版も夢ではないように思えてきます。

無意識の脳研究

それでは、現在、無意識に関する脳研究も進んでいるでしょうか？

意外なことに、無意識についての脳研究、というものは、私の知る限りあまり盛んではありません。

逆に盛んに行われているのが、「意識」に関する脳研究です。すなわち、脳からどのようにして意識が生まれるのか、意識内容と相関している脳の活動は何なのか、という研究が盛んに行われているのです。

なぜでしょうか？

心理学の立場からは、言語を用いて、意識の届く範囲である心の中が探求されてきました。その中で、意識が届かない無意識が存在するということが発見だったわけです。

一方、脳の研究では、もともと、動物の脳の研究が多く行われて来た上、意識にのぼらないような過程が多く研究されてきました。

たとえば、歩く際に、まず右足を出して、足に体重がかかったら今度は左足で地面を蹴って、体重を前に移し……などといちいち意識していたら、とうてい歩けるものではありません。すなわち、脳の活動から見ると、ほとんどの過程が「無意識」であり、だからこそ脳の科学では、「意識は脳のどのような活動から生まれるのか」の方が大きな問題なのかも知れません。

私はもともと、無意識の研究をしようと思って脳科学の領域に足を踏み入れたものの、その後「無意識の脳科学研究」はしてきませんでした。しかしながら、こうして考えてみると、本書で述べる脳研究のほとんどが、実は「無意識の研究」なのかもしれません。

第2章　認知療法と脳

現在、心理療法の中で、最も幅広く用いられている技法の一つは、認知療法と行動療法を組み合わせた「認知行動療法」ではないでしょうか。認知行動療法は、保険診療としても認められ、うつ病などに対して広く行われており、少なくとも大都市圏では、比較的容易に受けられるようになってきました。その他、自習するための本、コンピューターソフトウェア、認知療法を用いたＳＮＳ、そしてスマートフォンのアプリなど、幅広いメディアを用いて行うことができるようになっています。

うつ病に対する認知療法では、すべてか無か思考、過剰な一般化などの、うつ病における特徴的な認知のゆがみがその治療対象となります。これを、コラム法などを用いて、修正していきます。

たとえば、学園祭で頑張って講演会を企画したのに、アンケートで批判されてしまった時、「この企画は完全な失敗だ」、そして「このような失敗をした自分は無能な人間だ」、などと考えてしまったとします。この場合、前者は「すべてか無か思考」、後者は「過剰な一般化」である、というふうに分類されます。そこで、より合理的な考え方としては、「少なくとも皆楽しんでやった」「友達は良かったと言ってくれた」「満点ではないが八〇点は取れた」、「自分は他に得意なこともある」「アンケート結果は、他の人が立てた企画よりも良かった」などが考えられます。そこで、こうしたより合理的な考え方ができるように練習をしていくことになります。

こうした「すべてか無か思考」、「過剰な一般化」などの考え方には、いずれも両極端な判断をしてしまっている、という共通の特徴があります。

情動とは何か

このように、両極端な結論を導き出すというのは、実は「情動」の特徴そのものなのです。

情動とは、外界の事物に対して、それが自分にとって有益か危険かという、生物学的な価値判断を与えるとともに、その状況に適応するように身体を準備させるものです。情動の特徴をとらえる言葉として、日本語では「闘争か、逃走か」、英語では「Fight or flight（闘争か恐怖か）」、という

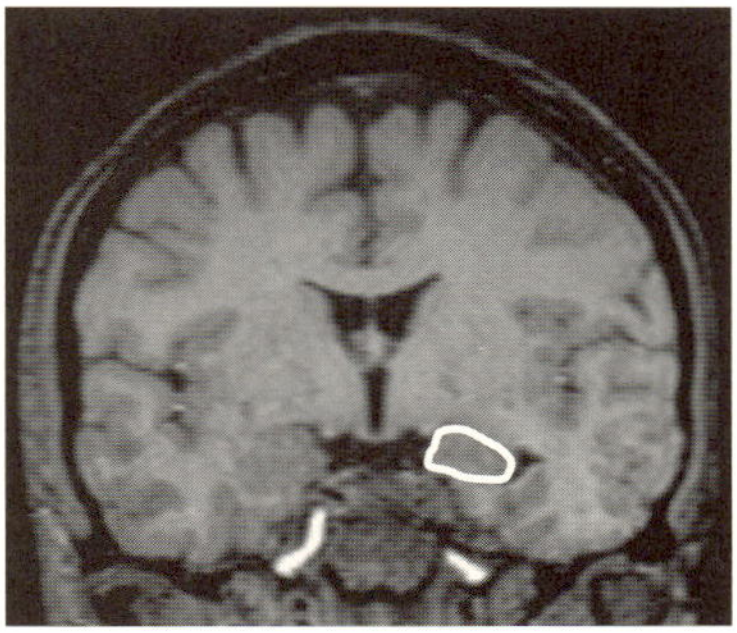

図1　扁桃体

のがあります。いずれも、危険な状況になった時の恐怖という感情が、戦うか、恐怖で逃げるか、という、二律背反の反応を引き起こすことを説明しています。

街を歩いていたら、突然目の前に熊が現れた、という時、「こんな所に熊がいるはずがない。いたとしたら動物園から逃げてきたということになるけれど、そもそもこの近くには動物園なんてないし。ひょっとして誰かがウケを狙って着ぐるみを着て来たのでは？　でも背中にチャックはないし……」などとじっくり考えていたら、もし本物の熊だったらあっという間に襲われてしまいます。ですから、ある程度以上に本当らしい熊だったら、とにかく恐怖に襲われて、ウワーッと叫んで逃げる、あるいはいかにも着ぐるみだったら、とりあえず笑う。どちらかしかありません。

恐怖に関わる脳の場所として最も重要な部位が、扁桃体です(図1)。

扁桃体は、側頭葉の内側面に位置しています。最新研究では、同じ扁桃体でも、感覚入力が入ってくる「扁桃体基底外側核」、情報処理の結果に基づいて、身体を反応させるための信号を出力する「扁桃体中心核」など、その内部の細かな回路の働きが研究されるようになっています。

扁桃体が恐怖に重要な働きを持っていることは、扁桃体を摘出したサルが、ヘビを見ても恐怖を示さず、手づかみにして口に持っていったりする、というような行動変化からも確認されました。

また、人での扁桃体の役割に関しては、扁桃体が欠損しているウルバッハ・ビーテ病というまれな病気の四十四歳女性の患者さんの報告があります。この女性は、ヘビが嫌いだしなるべく避けている、と語っていたそうですが、実際にペットショップに連れて行って、生きているヘビを見せると、恐怖を示すどころか、むしろヘビのケージに近寄って、店員に促されるとヘビを手に持って（論文に彼女がヘビを持っている写真が掲載されています）、「カッコいい！」と言いながら、うろこを触ったり、チョロチョロしている舌に触ったりしたそうです(4)。

これらの知見は、いずれも、恐怖を感じることに、扁桃体が重要な働きをしていることを示しています。

機能的ＭＲＩを用いた研究でも、恐怖の表情を示す人の顔写真を見ると、扁桃体が賦活することがわかっています。

恐怖の反応を調べるなら、先ほどのようなヘビの写真でも良いわけですが、恐怖の表情を見るとその恐怖が伝染して、見た人も怖くなるために、恐怖の表情を見ると扁桃体が活動すると考えられます。これは、情動には、周囲に伝わる、という特徴もあるからです。誰かが恐怖を感じているということは、危険な状況が起きていることを示すので、それを見た人も恐怖を感じるわけです。

うつ病的認知と扁桃体

さて、この恐怖表情をうつ病患者さんに見せて、機能的ＭＲＩを撮像した研究が多く報告されています。(5)(6) こうした研究によれば、うつ病の患者さんでは、恐怖表情を見たときの扁桃体の賦活が健常な人よりも強いことが示されています。逆に、むしろ合理的な思考に関係すると考えられる背外側前頭前野の反応は低下しているようです。(7) また、健常者で、前述のような「うつ病的認知」が強い方における研究でも、同じように扁桃体の賦活が亢進していると報告されています。(7) これらのことから、扁桃体の過剰賦活は、うつ病的な認知と関係していると考えられます。

では、うつ病でなぜ扁桃体が過剰に活動するようになってしまっているのでしょうか。

動物にストレスをかけたことによって、脳がどのように変化するかについては、多くの報告があります。

繰り返しストレスをかけた動物で、海馬という、記憶・学習に関わる部分で、神経細胞の、信号を受け取る突起（樹状突起）が縮んでしまっていることが報告された時は、大きな衝撃を持って迎えられました。[8] その後、繰り返しストレスにさらされると、前頭前野の樹状突起にあるトゲのような突起（スパイン）が縮んでしまう、といった知見が報告され、[9] 次第に、ストレスでは神経細胞が萎縮してしまうのだ、と考えられるようになりました。

しかしながら、扁桃体では、逆に、ストレスにより、この「樹状突起スパイン」が増えるのです。[10] こうしたことから、ストレスは、神経細胞を「萎縮」させるのではなくて、神経回路を再編成（リモデリング）させるのだ、と考えられるようになりました。

ストレスでなぜ神経回路が再編成されるのか？

それはまだわかりませんが、おそらく、ストレスが続く環境とは、合理的な思考などしている余裕はなく、とりあえず、闘争か逃走かという、二律背反の反応で対処しないと生き残れない環境である、とも言うことができるはずです。こうした環境では、合理的な思考に関わる神経回路を抑制して、情動的な情報処理が優勢になるような適応的な変化が起きるのではないでしょうか。

後の方で詳しく説明しますが、うつ病に効果を発揮する抗うつ薬も、こうした神経細胞の再編成に影響を与えると考えられます。

ニューロフィードバック

こうしたうつ病で生じている神経回路の変化を、もっと直接的に、自分の力で起こしてしまおう、という試みが行われています。ニューロフィードバックです。

ニューロフィードバックでは、たとえば先ほどのような、恐怖表情を見せて機能的ＭＲＩにより扁桃体の賦活を見る実験であれば、どのくらい扁桃体が賦活したかを、毎回被験者にフィードバックします。そして、「扁桃体が賦活しないようにしてください」といった教示をします。

そうすると、扁桃体の賦活をある程度自己コントロールできるようになることがわかりました。(11) 類似のニューロフィードバックを実際にうつ病の治療に用いた三週間の二重盲験比較試験が、二〇一七年になって初めて報告されました。その結果、扁桃体のデータをフィードバックした群では、対照群（頭頂葉の信号をフィードバックした群）に比べて、有意にうつ病の症状が改善していました。(12)

おそらく、この種のニューロフィードバックが最も効果を発揮するのは、認知行動療法を併用したときではないでしょうか。

現状の認知行動療法では、患者さんの認知が変わったかどうかは、心の中の変化を、「その時のあなたの憂うつ感は、最大を百パーセントとして、何パーセントくらいでしたか」という感じで尋ねて、数値化したりしています。しかし、患者さんが数値化した値がどれだけ脳の中を反映しているのかは、誰にもわかりません。

このニューロフィードバックにより、実際に認知に関わる脳の中での情報処理が変化している様子を確認しながら認知行動療法を進めれば、よりはっきりと手応えを感じながら治療できるようになるかもしれません。

第3章　カウンセリングと脳

カウンセリングという言葉は、現在の日本では、心理療法と同義のような形で使われる場合もありますが、本来は、ロジャースの「来談者中心療法」をさしています。この技法では、セラピストは、クライアントに無条件の肯定的関心を寄せ、クライアントの感情的な表現に対して、共感的に理解し、重要な言葉はそのまま繰り返したり、要約して返したりすることによって、クライアントが自分でも理解していなかった自分の感情に気づくことを支援します。

このように、カウンセリングでは、セラピストがクライアントを共感的に理解することが大切なので、その共感を定量化できたら、カウンセリングの技法の習得にも役に立つでしょうし、治療効果の目安にも使えるかもしれません。

しかし、これまでは、クライアントの方に「セラピストに共感してもらえましたか?」などとアンケートでもしない限り、こうしたことを知る方法はありませんでしたし、仮にアンケートをしたとしても、その答えがどれだけ真実を反映しているかはわかりませんでした。

しかし、将来は、共感の程度を脳の測定で判定できるようになるかもしれません。

二人の機能的ＭＲＩの同時記録

これまでの機能的ＭＲＩ研究は、被験者にＭＲＩ内で何か課題をしてもらう、というものでした。こうした研究によって、さまざまな心理課題に対する脳の活動が明らかにされてきたわけですが、さらに人と人の関係について、社会的な課題を行おうとした時には、相互作用する二人の人の脳を同時に調べる必要がでてきます。

二人で向き合って目と目で見つめ合ってもらう課題を行い、その間に二人の脳を同時に測定することによって、相互作用している二人の脳を調べるという研究が、定藤規弘氏らのグループによって行われました。

彼らは、二人の人に、二台のＭＲＩ装置にそれぞれ入ってもらい、ビデオチャットシステムを通して、お互いに見つめ合うという課題を二日間にわたって行いました。

その結果、二日目になると、二人の間の瞬きが同期するようになっていました。[13]

さらに、脳活動を見ると、右下前頭回という部位で、二人の脳活動が同期するようになっていました。

瞬きの同期

見つめ合っているうちに、二人の間の瞬きが同期するようになったということでしたが、この瞬きのタイミングというのは、なかなか奥深い現象ですので、もう少し詳しく見てみましょう。

中野珠実氏は、同じ映像を見ていると、同じ場所で瞬きをする傾向があることを見出しました。[14] これは、同じ人ではもちろん、違う人の間でも同じような場所で瞬きをするのだそうです。ひょっとして、プロの手品師は、こうしたことを知っていて、瞬きするタイミングでタネをしかけるのかもしれません。実際、マジックを見ている時は、さらによく瞬きが同期していて、瞬きのタイミングはまさにタネを仕掛けるタイミングだったのだそうです。[15]

さて、映像を見ている時に、瞬きと同期して脳活動が変化する場所を調べるとどうなるでしょうか。瞬きに伴って活動が増加する脳の場所は、いわゆるデフォルトモードネットワークと呼ばれる場所でした。[16] 一方、瞬きに伴って活動が減少するのは、注意に関わる脳部位でした。

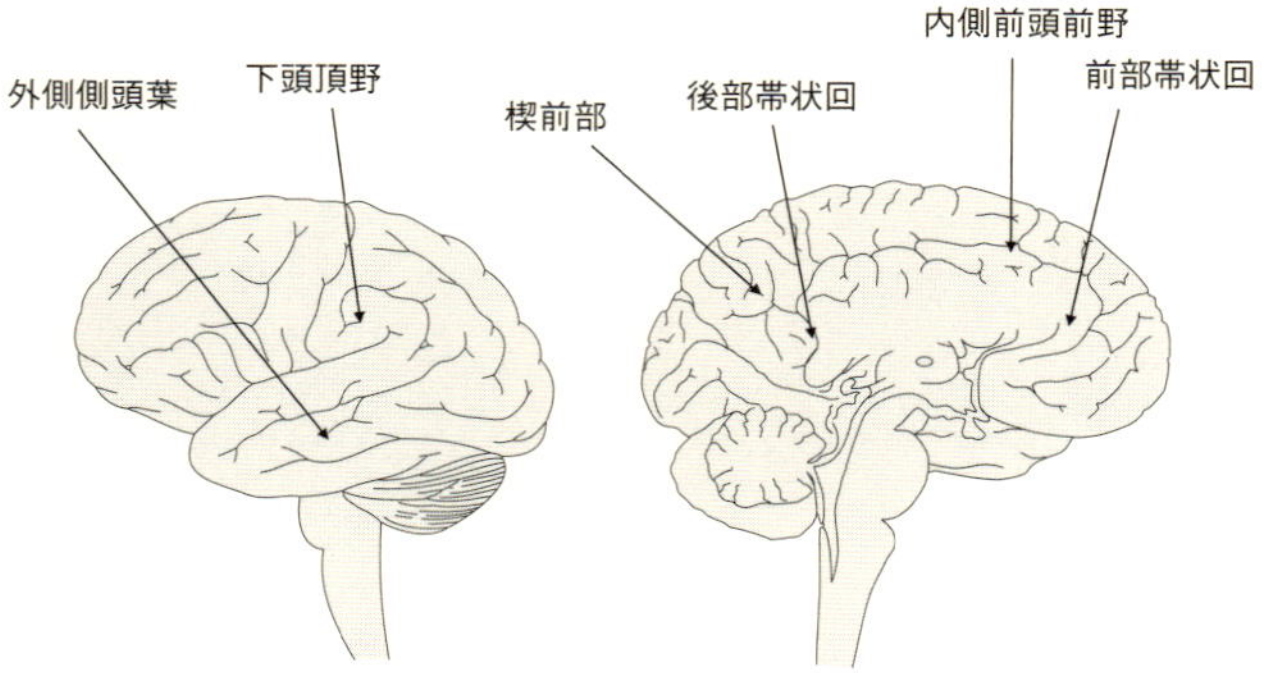

図2　デフォルトモードネットワーク

デフォルトモードネットワークというのは、「何もしていないとき」に活動している脳の部位です。長い間、機能的脳画像研究では、何か課題を行っている時に賦活する脳の部位に着目して研究が行われてきました。しかし、ライクル氏は、逆に、何か課題を行っている時に抑制される脳の部位もあることに着目し、安静時に活動していて、課題中には抑制される脳部位を、デフォルトモードネットワークと名づけました[17]。具体的には、下頭頂野、内側前頭前野、前部帯状皮質、後部帯状皮質、楔前部などが含まれます（図2）。

安静時に働いているわけですから、内省のような心の働きに関係する可能性が推測できますし、意識と無意識の過程をつなぎ、情動や自律神経系を調整する働きがあるのではないか、などと考察している人もいます[18]。

瞬きは、外界への注意をいったん解除し、外界からの情報を分節化して精神内界に取り入れているのだと考えられます。

脳同士の同期

先ほどの話に戻りますが、見つめ合っていると、次第に瞬きのタイミングがあってくるとのことでした。相手が話している時にも、聴いている人の瞬きは、話している人に同期する傾向があります。しかし、自閉スペクトラム症の方では、このように、相手の瞬きに同期してくるという現象があまり見られません。(19)

一方、先ほどの、見つめ合う実験により右下前頭回の脳活動が同期してくる、という現象も、自閉スペクトラム症の方とのペアの場合は、起こりにくかったそうです。(20)

右下前頭回の脳活動や、瞬きの同期は、ひょっとして対面している二人の共感の度合いを反映しているのかもしれません。

もちろん、瞬きが同期するのは、共感し合っているからであって、瞬きが同期したから共感した、というわけではないでしょう。

しかしながら、ひょっとして、お互いに共感し合っている、という私たちの感覚は、こうした脳が同期している状態を反映している可能性もありえます。

将来、心理療法のトレーニングや効果判定に、ＭＲＩ測定が使われるような時代が来ないとも限りません。

第4章　認知機能検査と脳

最近、精神疾患における認知機能障害、といった言葉をよく見かけます。どういう文脈でこういう話がでてきたのか、少し見てみたいと思います。

「認知機能」を「知的機能」と言い換えても、それほど大きな違いはないと思います。現在統合失調症と呼ばれている疾患（後で詳しく述べます）の概念の源流は、百年以上前に提唱された「早発性痴呆」だったので、その初期から、知的機能が障害される病気、という認識はありました。

しかしながら、その後、幻覚・妄想といった陽性症状や、意欲の低下や感情の鈍麻といった陰性症状がその中心症状と考えられるようになりました。

その後、認知機能のさまざまな検査法が整備され、これを統合失調症の患者さんに適用すると、その成績の低下が見られることや、統合失調症患者さんに見られる日常生活の障害、社会生活の困難さは、陽性症状、陰性症状よりも認知機能障害とよく関連していることがわかり、改めて、統合失調症における認知機能障害が注目されるようになりました。さらに、関連疾患としてうつ病や双極性障害などの気分障害（後で詳しく述べます）の患者さんでこうした検査を行ってみると、やはり成績が低下している場合があるということで、さまざまな精神疾患において認知機能障害が見られると言われるようになりました。

精神疾患における認知機能障害に着目されるようになったもう一つの理由は、薬の開発と関係があると思います。これまで、統合失調症の陽性症状に有効な薬、陰性症状に（部分的ながら）有効な薬、という形で抗精神病薬の開発が行われてきましたが、画期的な新薬がなかなか開発できなくなってきた中で、同じような薬であっても、「この薬は統合失調症の認知機能を改善する薬です」という言い方をすると、新しい作用を持つ薬としてアピールすることができる、ということで、薬の宣伝などに使われるようになってきた、という面もあるのではないでしょうか。

神経心理学的検査、というのは、具体的には、ウェクスラー成人知能検査（ＷＡＩＳ）に含まれる検査項目（たとえば、見本に示された形を、積み木を組み合わせて作る課題など）とか、さまざまな記憶検査とか、トレイル・メイキング・テスト（ばらばらに書かれている数字を順番に線でつないでいく課題）とか、あるいはウィスコンシンカード分類テスト（ＷＣＳＴ、後述）、Ｎ‐バックテスト（次々と提示される字を見て、Ｎ枚前と同じかどうかを答える）など、認知機能のさまざまな側面を測るとされる検査法のことです。

認知機能の診方

なぜ、このような検査法が作られたか、改めて振り返ってみましょう。

そもそも、現在脳科学と呼ばれている学問領域のスタート地点は、脳を損傷した患者さんの臨床観察でした。最も有名なのは、一八六一年にブローカという医師が記載した、「タン」の症例です。この患者さんは、脳卒中発作の後、「タン」としかしゃべれなくなってしまいましたが、「タン」としゃべる時のしゃべり方で、さまざまな感情を表現することができたのだそうです。この方が亡くなった後に脳を調べた結果、大脳左半球の下前頭回という場所に脳梗塞の痕がありました。そのため、この場所が言葉を発することに重要な働きをしているのであろう、と考えられ、現在もこの場所の付近が「ブローカ野（運動性言語野）」と呼ばれています。

もう一人の有名な症例は「ゲージ」という症例です。こちらは、一八四八年に、事故で鉄の棒が前頭部を突き抜けてしまうという痛ましい事故にあって脳を損傷し、幸い命は助かったものの、事故後、人格が変化してしまった、というケースです。事故以前はしっかりした方だったのに、事故後は、優柔不断で衝動的な問題人物になってしまったのだと語り継がれています。この方は一八六〇年に亡くなり、その十二年後に墓を掘り返して頭蓋骨の損傷部位を確認した結果、前頭前野が障害されていたと考えられる、ということで、人格は前頭前野にある、と考えられました。ただし、これがどこまで科学的な知見であったかは疑問もあるようです。当時は、ガルという医師が骨相学という、頭蓋骨の形で人の性格までわかってしまうという考えを唱えており、これが流行していました。このゲージの症例の報告にも、骨相学的な考えが大きく影響していて、実際にゲージ氏がこのような症状を呈していたという証拠が乏しいとも指摘されています。

現代においても、巷に怪しげな脳に関する俗説はあふれており、「神経神話」と呼ばれていますが、神話と真実が行ったり来たりしながら真の科学へと洗練されていくプロセスは、今も昔も変わらないのかもしれません。

いずれにせよ、このように脳を損傷した患者さんの臨床症状を細かく観察する研究は、当初は「脳病理学」、次に「神経心理学」（現在はいずれももっと広い意味で使われています）、その後は「損傷研究」と呼ばれ、ＭＲＩも分子生物学もなかった時代には、人の脳を科学的に探究する唯一の方法でした。

最近、機能的ＭＲＩによって、高次精神機能と脳の部位の対応を調べる研究が盛んに行われていますが、こうした研究の多くは、損傷研究の成果を追認したものと言っても過言ではありません。

少なくとも、大脳皮質の機能局在の解明において、損傷研究が果たした役割は大きなものがあります。

ただし、人の脳で著しく発達している大脳皮質の研究では、この手法は有力ですが、脳の小さな部位（たとえば、後で述べる「視床室傍核」などは一ミリあるかないかの小さな部位です）については、この研究方法で調べることはそもそも不可能です。

損傷研究で注意すべき点

このように、脳損傷と臨床症状を対比させることで脳の働きを知るという研究方法では、特に注意しなければならない点があります。

まずは、その脳損傷によって高次の脳機能が障害されていると判断するには、基本的な脳機能が障害されていないことを確認する必要がある、ということです。

たとえば、先ほどの症例のように、質問しても言葉が返ってこない、という症状が見られた場合、口や舌は動くのか、こちらの質問は聞こえているか、意識は清明なのか、答えようという意欲はあるのか、といったことがすべて問題ない場合に初めて、それが言語の障害だとわかります。そのため、脳損傷患者さんの神経心理学的な診察においては、低次の、要素的な部分、あるいは逆に全般的な部分から順番に、システマティックに診ていきます。すなわち、脳の働きには階層性がある、ということを前提にして考えなければならない、ということになります。

こんなことは言われるまでもなく、当たり前のようですが、しばしば軽視されているような気がします。たとえば、最初に述べたような、統合失調症患者さんやうつ病患者さんの「認知機能障害」という場合、その検査に対して、答えよう、という意欲の障害や、不眠により集中できない状態にあるのではないか、といったことが十分に検討されず、検査の成績が低下しているのだから認知機能障害がある、といった短絡的な結論が導かれている場合が少なくないように感じます。

もう一つ、脳の階層性という点で、注意すべき点があります。それは、ある機能が失われると、残された脳の働きから、新たな症状が出てきてしまう、ということです。たとえば、「聴いた言葉を理解する」という働きが失われると（感覚失語）、自分のしゃべった言葉も理解できないために、「わけのわからないことをしゃべってしまう」という症状が現れることがあります。このように、ある脳部位が障害されたことにより直接生じた症状を「陰性症状」、それによって残された脳から二次的に出てきた症状を「陽性症状」と呼びます。後で述べる統合失調症の二つの症状の呼び方も、もともとはこの概念をヒントにして提案されたものと思われます。

また、症状と脳の病変を対応づける上では、ある場所の病変ではこの症状が出るけれども、他の症状はでない。一方、別の場所の病変では、別の症状は出るが、問題の症状はでない、というふうな現象が確認できて初めて、その症状とその脳病変を対応づけられます。これを二重解離の原則と呼びます。

離断症候群

また、ある場所が損傷されたらこの症状が出たから、この場所がその機能を担っていたのだ、と考えるような論理もしばしば見かけますが、これも要注意です。なぜなら、重要な働きをしている二つの場所の間の連絡が途絶えただけで、それらの二つの脳部位の持っていた働きがうまくいかない、ということがあるからです。このように、二つの脳部位の間の連絡が絶たれてしまったために、症状が出ている場合を「離断症候群」と呼ぶのですが、そのもっとも典型的な形が、左右大脳半球をつなぐ線維である脳梁を切断したことによって生じる症状です。

大脳は左右の半球に分かれていますが、その間をつなぐ脳梁という白い組織があります。これは、左右の大脳半球をつなぐ神経線維が通っているところです。重症なてんかんの患者さんで、どうしても発作が止められないとき、片方の大脳半球で始まった発作が反対の大脳半球に波及しないように、この線維を切断する手術が行われたのです。

この脳梁を切断しても、一見して、明らかな障害は起きませんでした。しかし、脳梁離断による症状は、左の視野に物を提示する実験により、明らかにされました。通常、右眼球の右側の網膜と、左眼球の右側の網膜に移る像が合わせて右大脳半球視覚野に送られます。しかし、実際には目を動かしてしまえば、目の前の物体を両側の視野でとらえることができるので、目を動かす間もなく、一瞬物を提示する方法によって、片側の視野のみに物を見せる実験が行われました。

その結果、脳梁を切断した人では、左視野にたとえばはさみが提示された場合、はさみはちゃんと見えているので、手に取って紙を切ることはできるけれど、言語を司る左大脳半球との連絡が絶たれているために、それが何であるのかを言葉で説明することができなくなってしまいました。

この場合、「脳梁を切ったら、物の名前が言えなくなった」ことは確かですが、この事実をもって、「脳梁には物の名前を言葉で言う働きがある」とは言えない、ということは自明でしょう。

離断症候群の考え方は、言われてみれば当たり前のようではありますが、こうした研究では、その解釈に十分注意する必要があるのです。

機能的ＭＲＩの研究などでも、この課題を行っている時にここが活動したから、この部位はその働きを担っているのだ、といった短絡的な結論に陥りがちなので、注意が必要です。

損傷研究により明らかにされた脳の高次機能

損傷研究によって明らかにされた大脳皮質の損傷による特徴的な障害としては、前述の失語の他に、失行・失認といわれる症状があります。

失認は、見えてはいるけれど、それが何であるかがわからない、という症状です。失行は、要素的な運動はできるのに、目的にあった運動をすることができなくなる、というものです。この場合、意図的な動作はできないけれど、自動的な動作はできたりする、という乖離がしばしば見られます。

精神疾患の薬物療法が発見される前に、精神疾患を治そうと意図して脳の外科的手術が行われた時代がありました。いわゆるロボトミー（前頭葉白質切截術）です。

この手術は、精神疾患の原因は神経細胞の間のつながりが異常に固定されているためだ、といった曖昧な仮説に基づいて行われました。[21] 前頭前野皮質の下にある白質を切ることにより、前頭前野とその他の脳部位の間の連絡を絶ち切ってしまうという手術でした。

この手術法は、一見、患者さんの症状を緩和したかのように見えましたが、患者さんの人間性を失わせていたとして、その後行われなくなりました。しかし、ロボトミーを受けた患者さんで、知能の検査をしても、成績が低下していませんでした。[22] こうした場合、前述のゲージの症例のように、「人格が障害された」としか言いようがありませんでした。

しかしながら、前頭葉損傷で特徴的に成績が低下する検査法として、ウィスコンシンカード分類テストというものが開発されました（図３）。

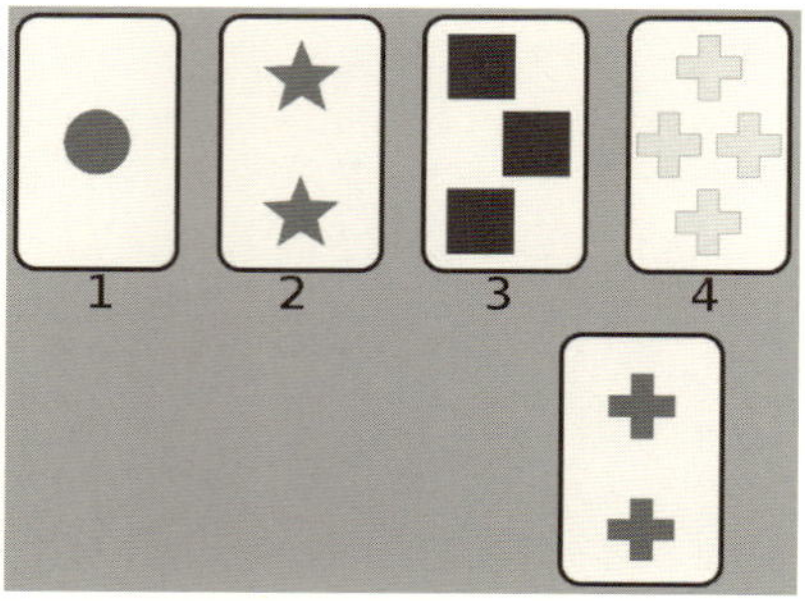

図3　ウィスコンシンカード分類テスト
（Wikipedia より）

このテストでは、さまざまな色、形、数のシンボルを示すカードを、どれかに基づいて分類してもらい、正解かどうかだけを被験者にフィードバックします。ただし、時々、事前に説明なく、分類の基準を検査者が変更します。健康な方では、色で分類していて正解が続いていたのに、急にあるときから「間違いです」と言われたら、じゃあ次は形かな？　数かな？　と別の分類法をためし、すぐに正解にたどり着きます。しかし、前頭前野に障害を持つ方では、このルールそのものは理解しているはずなのに、前正解だったやり方に固執してしまうのです。

ロボトミーを受けた患者さんでは、確かにこのテストの成績は低下を示していたと報告されています[23]。

前頭葉損傷の患者さんは、仕事に就いても、場にそぐわない行動をしてしまって、注意しても変わらないので、周囲の人たちが非常に困惑し、疲弊してしまう場合が少なくありません。こうした状態は、「人格の障害」と呼ぶ他ないようにも思えるのですが、その根本には、「ルールが変更されても、前正解だった方法に固執してしまい、ルールの変更についていくことができない」という症状として理解することができる面もあるのです。

第5章　虐待と脳

虐待は、大きな社会問題となっています。

うつ病、ＰＴＳＤ（心的外傷後ストレス障害）や境界性パーソナリティ障害などで、虐待との関連が指摘されていますし、非行、犯罪の危険因子としても、虐待などの養育環境の問題が指摘されています。

こうした精神疾患と養育の関係を調べるためにしばしば行われるのは、患者と対照群の間で、小児期に親から受けた養育について、自記式質問紙を用いて定量的に評価した研究です。しかし、こうした、過去に親から受けた養育を追想するような自記式質問紙を用いた研究では、その研究結果の解釈には、相当な注意が必要となります。

以前、米国で、カウンセラーの誘導尋問によって、ありもしない虐待の「記憶」を呼び起こされる、「偽記憶症候群」が問題になったことがありますが、自記式質問紙では、似たようなバイアスがかかる可能性があります。

しかしながら、虐待がうつ病の危険因子となることについては、前向き研究でも確認されています。

動物実験

臨床的に観察されている、養育が情動発達に与える影響を、動物実験により再現した研究としては、ハーローによる研究が有名です。

ハーローは、サルを使って学習などの研究をしていたのですが、母親がいないと死んでしまうサルをどうやって効率よく繁殖させるか工夫した結果、母親に似せた人形だけでは子は育たないけれど、針金に布を巻いておくと子どもが育つことを見出しました。

ところが、針金に布を巻いた「母親」で育った子には、さまざまな問題が現れてしまいました。無気力、うつ状態、他者に対する恐怖、弱者に対する攻撃性などが目立ち、遊びや性行動ができず社会的に孤立してしまったのです。

メスの場合は、育児ができず、子どもを虐待したり、無視するようになってしまいました。この偶然の観察は、虐待による精神疾患に近い状態を、サルで再現したものでしたが、サルを使ったこのような極端な実験は、倫理的に問題があるとされるようになり、現在では行われていません。

最近では、サルのコロニーで、虐待しない親から生まれた仔、虐待する親から生まれた仔を、そのまま親に育てさせた場合と、反対の親に養子に出した場合を比較する、といった形で研究が行われています。

その結果、やはり、生物学的な親の虐待の有無より、養育した親の虐待の有無の方が、仔ザルが成長してから仔を虐待するかどうかにとっては重要であることがわかりました。

ラットやマウスでも、母親と離して育てることによって、仔がストレスに弱くなってしまう、といったことが報告されています。

養育行動の脳科学

こうして、養育が子の情動発達に与える影響が、臨床研究からも、基礎研究からもわかっていますが、そもそも、なぜ養育しない親がいるのか、という疑問が残ります。

虐待がどのような原因で生じるかは十分にわかっていませんが、虐待者の特徴として、親自身が子どものころに虐待された体験があることが指摘されており、虐待の世代間伝達などと呼ばれています。

一方、発達障害の子どもが虐待されやすいことも指摘されており、養育行動と愛着行動の相互作用がうまく機能しない時にも、虐待が起こりやすいのかもしれません。

ほ乳類の養育行動は、親が巣を作り、仔を巣に集め、温め、母乳や餌を与え、なめて清潔にし、敵から守るなど、多くの要素からなっています。

一方、仔の側も、乳を吸う反応や、親を呼ぶ音声を発するなど、さまざまな愛着行動を示します。養育は、こうした親と子の相互作用の中で行われていきます。

ラットやマウスの場合は、特に経験がなくても、仔を巣に集めるなどの養育行動が見られますが、霊長類となると、ある程度経験が必要です。

ラットやマウスの研究では、親が養育している時に、視床下部の内側視索前野（ＭＰＯＡ）と呼ばれる部位の神経細胞が活性化します。

逆にＭＰＯＡを壊してしまうと、養育行動が見られなくなってしまいます。

このようにＭＰＯＡは養育行動の中枢と考えられています。

黒田公美氏らは、出産後のマウスに新生仔マウスを見せると、ＭＰＯＡで神経栄養因子による細胞内シグナル系が活性化すること、交尾経験のないマウスでも、同様の反応が生じ、次第に養育できるようになるものの、この神経栄養因子のシグナルを止めると、養育を学ぶことができなくなってしまうことを見出しました[24]。

この結果は、マウスが仔に触れてしばらくの間に脳が次第に変化し、養育する方向に行動がシフトしていくことを示しています。

すなわち、マウスであっても、子育ては必ずしも生得的な行動でなく、遺伝的にプログラムされている面もあるにせよ、学習も必要、ということになるのではないでしょうか。

マウスでは、一度妊娠出産を経験したマウスの方が、交尾経験のないマウスよりも早く養育行動を行うのですが、こうした行動的変化の基盤として、いったん子育てをするようにＭＰＯＡをめぐる神経回路の再構築が起きれば、次からは養育行動ができるようになる、ということを意味しているのかもしれません。

マウスでは、妊娠出産に伴って、ＭＰＯＡの神経細胞の突起が長くなったり、細胞が大きくなるなどの変化が生じることが報告されていますが、人でも、出産後に視床下部の一部の体積が大きくなるといった変化が報告されています[25]。とはいえ、まだまだ研究が少なく、さらなる研究が必要です。

オスの攻撃行動

オスのマウスの場合は、仔に接触しても、養育するとは限りません。逆に食殺《しょくさつ》してしまう、という行動を示す場合もあります。

これは、自分の子どもでない場合には、食殺して、メスと交尾して自分の子を産んでもらおうとする行動と考えられ、ヒヒの子殺し行動などもよく知られているように、自然界の動物でも見られる行動です。

黒田公美氏らは、仔を攻撃したオスマウスでは、分界条床核の一部が活動しており、養育したオスマウスでは、ＭＰＯＡが活動していることを見出しました。この分界条床核の一部の働きを抑制すると、仔への攻撃が減少しました。

さらに黒田氏らは、オスマウスのＭＰＯＡを光遺伝学という方法で刺激しました。

光遺伝学というのは、ダイセロス氏が開発した方法で、光に寄っていく藻類で発見された、光を検知するとイオンを通す、細胞膜のタンパク質（チャネルロドプシン）を、特定の神経回路に発現させることによって、神経回路の活動を自由に操作する技術です。この方法により神経回路の活動と行動の因果関係が次々と明らかにされています。

その結果、チャネルロドプシンを発現させてＭＰＯＡに光を当てると、やはり攻撃行動が減少したのです。そして、ＭＰＯＡが分界条床核（の一部）を抑制する回路があることがわかりました。[26]

このように、養育行動に伴って活動するＭＰＯＡは、攻撃行動にかかわる分界条床核の一部を抑制することによって、攻撃行動を抑制していることがわかったのです。

輸送反応

一方、養育される子どもの方にも、親の養育に協力しようという行動が生まれます。猫が子猫を加えて運ぶ姿は、宅配便のシンボルにも使われていますが、このように母親に運ばれているとき、子どもはじっとして動かなくなります。これを輸送反応（トランスポートレスポンス）と言い、マウスでも見られます。この反応は、首のところを加えられた刺激で生じますが、子どもが成長すると自然に消えていきます。そして、この反応によって子どもが静かになることは、母親が子を運ぶことに貢献しています。

同様の反応が人の赤ちゃんでも見られ、赤ちゃんは、赤ちゃんをだっこした母親が歩き出すと、泣き止みます。これもまた、輸送反応ということです。[27]

社会問題の解決に向けて

最近では、自分たちが子をもうけるまで、新生児に接する機会がほとんどなかった、という親が増えてきていると思われます。昔のように、家に何世代もが住み、数え切れないほどの兄弟がいて、という家庭は、少なくなっているでしょう。

少子化、核家族化の時代に、子育てにかかわる神経回路を育てるにはどうしたら良いのか。

動物実験からの知見が多く、人における養育行動の脳科学研究はまだまだこれからです。

虐待のない世の中を実現するためにも、子育ての脳科学をもっと進めていかなければなりません。

第Ⅱ部　病気からわかる脳の働き

第6章　パーキンソン病とドーパミン

学生実習で医学生に予診をとってもらうと、しばしば、「わけのわからない行動をした」とか、「意味のわからないことを話した」といったような病歴になってしまいます。

精神科としては、そのわけのわからなさがどのようなものであったか、意味のわからなさがどんなふうだったのか、ということが気になるわけですが……。

同様に、「身体が動かなくなった」という場合にも、どのように動けなかったか、ということが大問題です。

同じように動けなくなるにしても、恐怖で動けない、という場合もあるでしょうし、あえて動かない選択をした、ということもあります。その逆に、脳の障害で動けない、という場合もあります。

うつ病で動けない場合は、「精神運動制止」という言葉で呼ばれます。これは、「あえて動かない」場合のように、精神のコントロールで動かないわけではないし、運動の障害で動けないわけでもない。その中間の理由で動けないという場合になります。それがどのようなメカニズムなのかは、もう少し研究が進まないとわかりません。

そして、脳の障害で動けないという場合でも、大脳皮質一次運動野の脳梗塞によって麻痺している場合と、パーキンソン病の場合では、その動けなさが異なっています。

脳梗塞の方の場合には、どんな場合も動けませんが、パーキンソン病の患者さんの場合には、動き始めることが難しい、という症状です。

『レナードの朝』という映画で、病棟に着任したサックス医師が、じっと動かない患者さんたちの部屋を歩いていると、全く動けないと思っていた患者さんが、ボールが飛んできたらさっと取れて驚いた、というシーンがでてきます。これが、パーキンソン症状を呈する患者さんでした。意思に基づいた運動の開始は障害されるのですが、反射のような形であれば、運動が始まるということです。

この章では、運動に関わる脳の働きから、運動に関わる脳部位、そしてそこで働いている神経伝達物質について見てみましょう。

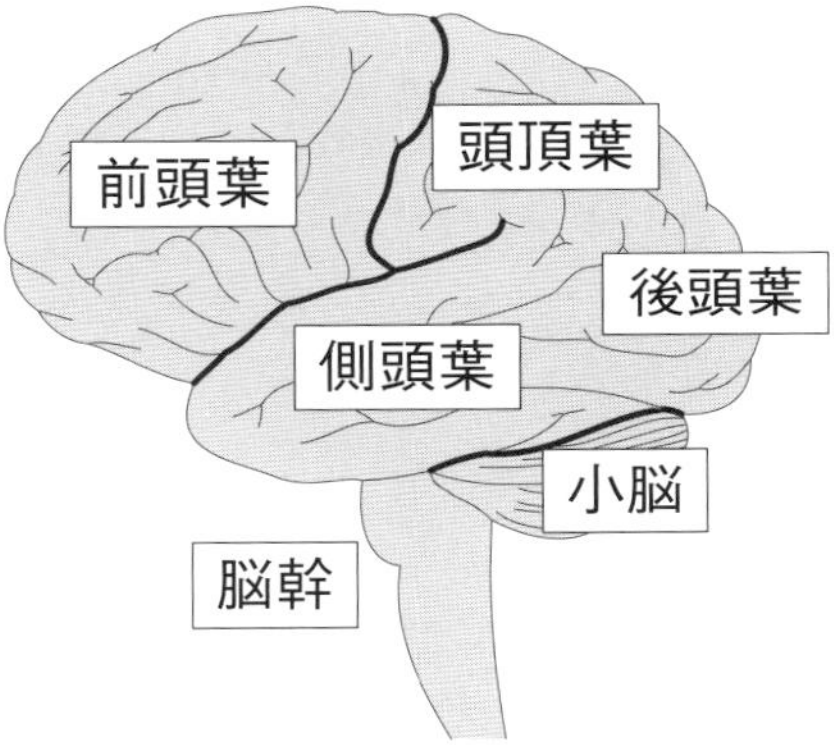

図4　大脳皮質

大脳皮質

運動に関わる脳部位で、一番大事な部分は、大脳皮質の一次運動野です。

大脳の中心溝（シルビウス裂）の前部にある一次運動野には、身体の各部分を支配する部分がならんでいて、脳幹の錐体で交叉をして、反対側の身体各部分を制御しています。そのため、左の一次運動野の脳梗塞では右半身の動きが障害されます（図4、図5）。

一次運動野の神経細胞は、背中にある脊髄まで届いているので、一メートル位の長さを持つ、巨大な細胞ということになります。

一次運動野の運動に関わる神経細胞と、脊髄の前角というところにある、運動に関わる神経細胞の両方が変性してしまう病気として、筋萎縮性側索硬化症という病気が知ら

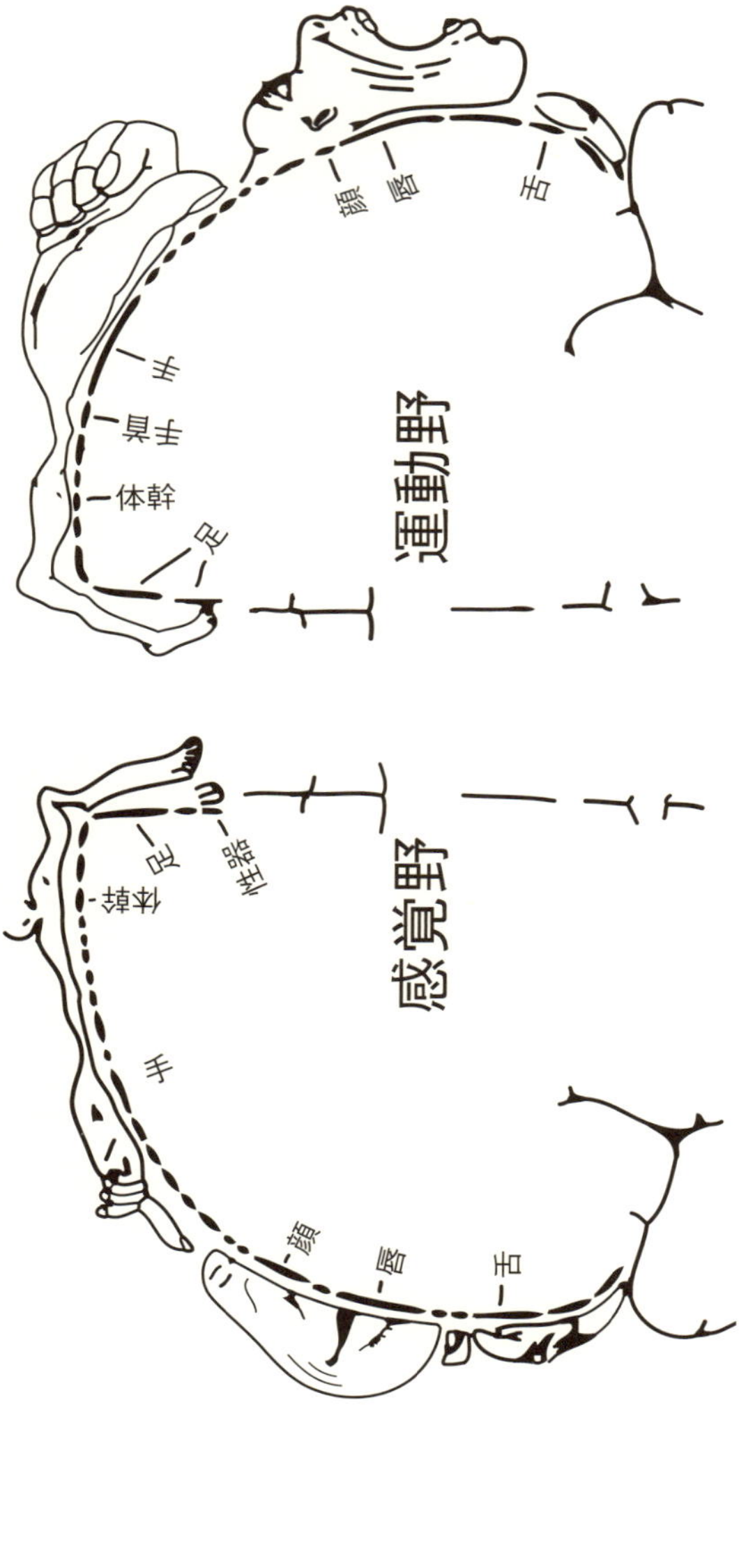

図5　運動に関わる脳の部位
（Penfield, W. & Rasmussen, T. The Cerebral Cortex of Man (1950) より改変）

れており、この病気では身体の動きができなくなり、最後には眼だけがかろうじて動かせる状態となってしまいます。

この一次運動野から脊髄に至る経路は、先述の通り、脳幹の延髄にある錐体という場所で交叉して、身体の反対側を支配しているため、この運動に関わる経路は、「錐体路」と呼ばれます。

この経路は運動の本当に基本的な部分を担っていますが、これだけでは十分ではありません。人間の持つ素晴らしい運動能力を実現しているのは、この錐体路を支える二つの経路、すなわち、小脳と、大脳の奥深くにある、大脳基底核です。

大脳皮質からの出力はいずれも興奮性ですが、小脳と大脳基底核からの出力は、抑制性で、大脳皮質による運動を脇からコントロールしている形になっています。

小脳

小脳は、脳を横から見ると、後の方の明瞭に分かれている部分（図４）で、その存在は外から見てもよくわかります。

小脳は、運動を学習することに関与しています。最初は、周囲をしっかり見て、自分の身体をコントロールしながら大脳皮質を使って運動するわけですが、それを繰り返しているうちに、その運動のプログラムの内部モデルが小脳の中に作られて、次第に外界からの情報無しでも、内部モデルを元に運動ができるようになります。

この小脳の神経回路は整然と並んでいて、どちらから信号が来てどちらに流れていく、ということが想像できる綺麗な構造をしていたために、デビッド・マーという天才肌の研究者が、小脳の構造を元に、どのようにして計算が行われているかを推定しました。その予測を元に、小脳の中でシナプス可塑性が働いていることによって学習ができるのではないかと予測しました。シナプス可塑性とは、強い刺激が来るとその神経連絡が強くなり、弱い刺激だと神経連絡が弱くなる、というふうに、神経細胞のつながりが変化することを言います。その仮説に基づいて、伊藤正男氏が、実際に長期抑圧というタイプのシナプス可塑性があることを発見し、脳がどのように計算をしているかについて、初めての明確な実例が得られました。

大脳基底核

一方、大脳基底核は、脳を外から見ても見えません。

脳を外から見ると、まず大脳皮質が見えます。大脳皮質は少し濃い色をした「灰白質」に包まれています。ここには神経細胞がたくさん集まっています。その中には、白い「白質」がありま

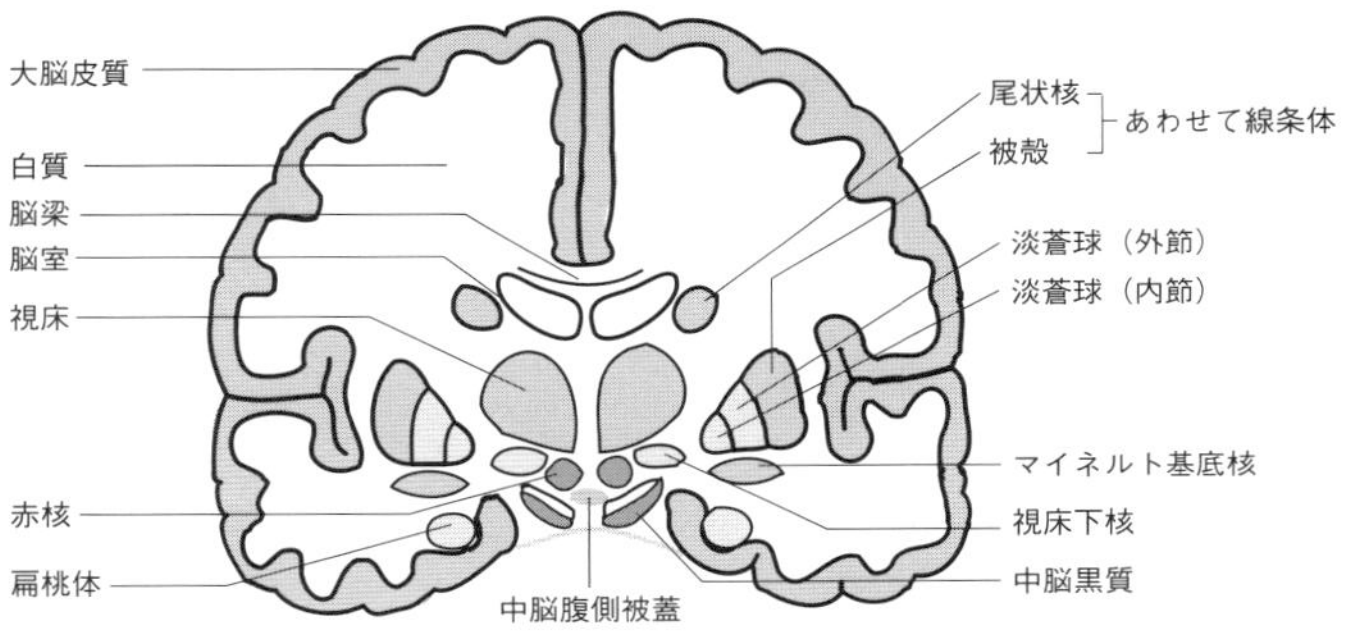

図6　大脳基底核

す。白質は、神経細胞の出力を担う線維、すなわち「軸索」が通るところですが、軸索は、神経伝達速度を速めるために、「髄鞘」という別の細胞（オリゴデンドロサイト）で覆われています。この髄鞘は脂質が多く、そのためもあって、脳の成分としては脂質が多くを占めています。肉の脂身が白いように、髄鞘も白いため、白質と呼ばれているわけです。

大脳の奥には、間脳（視床など）があり、中脳、橋《きょう》、延髄を通って脊髄へとつながっています。一方、大脳の奥深くを見ていくと、白質の中に、もう一度、濃い色をした神経細胞が集まったところがあり、これが大脳基底核です（図6）。

大脳皮質→大脳基底核→視床→大脳皮質、という神経連絡のループ構造が存在していて、このループがさまざまな精神疾患と関係していると考えられています。

大脳基底核は、図7に示すような回路になっています。抑制性の結合が二つある「直接路」と、三つある「間接路」が並列して存在しています。

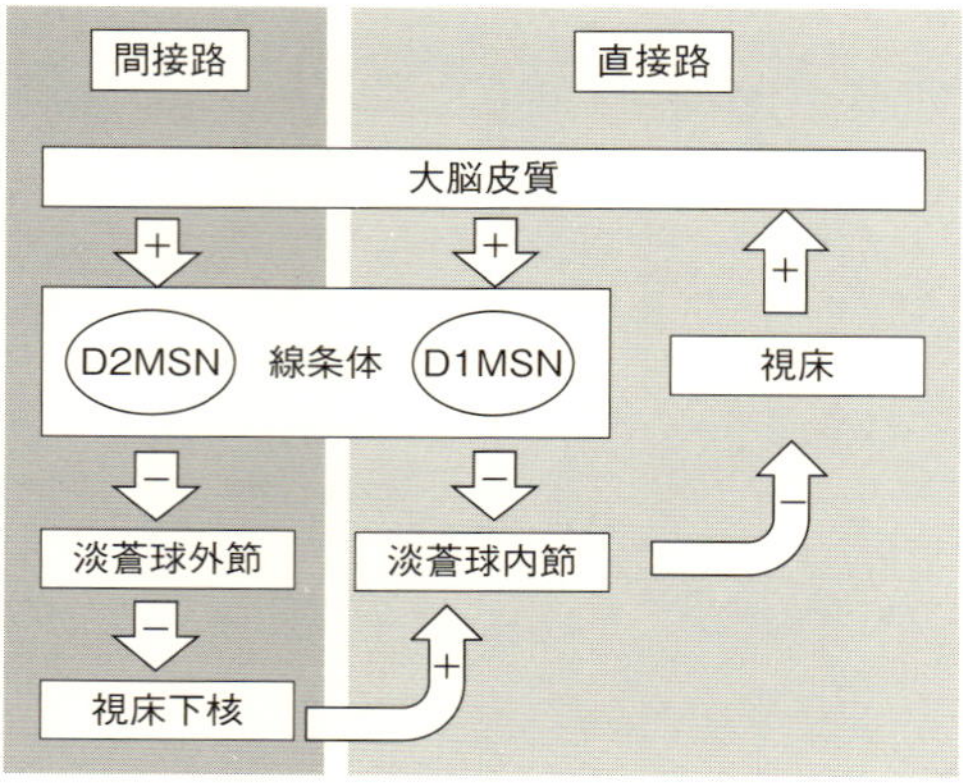

＋：興奮性入力　－：抑制性入力
D1MSN：ドーパミンD1受容体を発現する中型有棘ニューロン
(medium-sized spiny neuron [MSN])
D2MSN：ドーパミンD2受容体を発現するMSN

図7　皮質・基底核・視床ループにおける興奮と抑制のメカニズム

直接路は「運動をやめるのをやめましょう」という働きをしていて、すなわちアクセルに当たる働きをしています。一方、間接路は、「運動をやめるのをやめるのをやめましょう」ということで、ややこしいですが、結局、ブレーキの働きをしています。運転する時には、アクセルとブレーキをうまく踏み分けながら運転しますが、私たちの身体も、運動野から脊髄に至る錐体路というエンジンに対して、大脳基底核が直接路と間接路という、アクセルとブレーキを使い分けながらうまく制御していることになります。

さて、この直接路、間接路には、ドーパミンという神経伝達物質の、異なる種類の受容体が存在しています。線条体（尾状核と被殻を合わせてこのように呼びます）の直接路の神経細胞にはドーパミンD１受容体、間接路の神経細胞には、ドーパミンD２受容体が発現しています。

神経伝達物質と受容体

ここで、神経伝達物質とは何かについて説明しましょう。

神経細胞は、先ほど述べた通り、最大一メートルの長さがあるわけですが、この細胞の中では、電気的な興奮によって信号が伝えられていきます。通常、細胞はプラスの電荷を持つナトリウムイオンを汲み出すなどして、細胞内がマイナスの電位に保たれています。この状態を「分極している」と言います。神経細胞が興奮すると、プラスの電荷を持つナトリウムイオンが細胞内に流入して、細胞内のマイナスの電位が失われます。これを脱分極と言います。細胞が脱分極すると、その脱分極が長い突起を伝わっていきます。神経細胞が電気的に信号を伝えるというのは、こうしたメカニズムによります。

このように、細胞の中では、電気的にシグナルが伝わっていくのですが、細胞と細胞の間には、すきまがあり、ここでは、電気でなく、前の細胞から神経伝達物質という物質が放出され、これを次の細胞が受け取る、という形で情報のやりとりをしています。

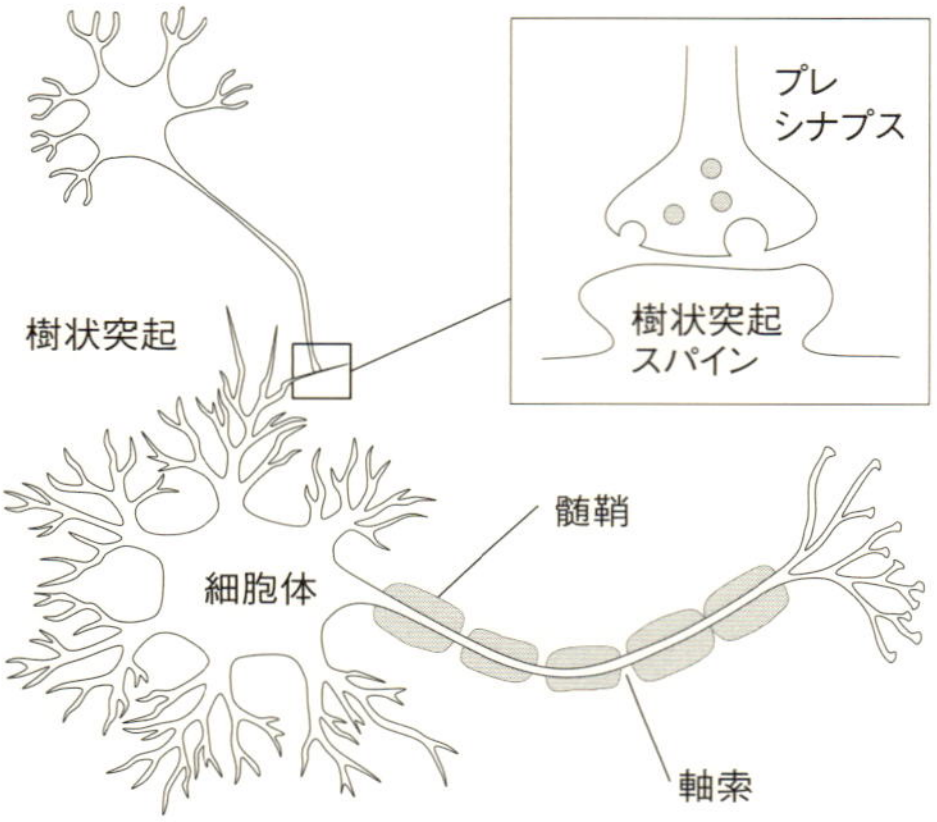

図８　神経細胞

神経伝達物質の代表的なものは、興奮性の神経細胞が持つグルタミン酸と、抑制性の神経細胞が持つＧＡＢＡ（γアミノ酪酸）で、主たる神経活動はこの二つが担っています。一方、その他に、ドーパミンを初めとする「アミン類」と呼ばれる神経伝達物質群があり、これらは神経活動を調整するような働きをしています。その他に、神経ペプチドと呼ばれる物質も、神経伝達を担っており、神経伝達物質は、数十種類あるとされています。

また、神経伝達物質を介さず、電気的に連結した電気的シナプスというのもあります。電気的シナプスは、「ギャップ結合」とも呼ばれていて、神経細胞の中でも、抑制性の神経細胞同士は、互いにギャップ結合でつながっているために、多くの細胞が同期して活動します。

なお、神経細胞の線維には、出力を担う一本の「軸索」と、入力を担う複数の樹状突起があります（図8）。

軸索のまわりは、オリゴデンドロサイトという細胞による髄鞘が取り巻き、神経伝達速度を飛躍的に高めています。樹状突起には、さらにとげのようなでっぱりがあり、これが「スパイン」と呼ばれています。通常、軸索の末端とスパインがわずかなすきまを残して接していて、この構造をシナプスと呼んでいます。

シナプスにたどり着いている軸索の末端を「プレシナプス」、そこに接している部分を「ポストシナプス」と呼びます。プレシナプスから放出された神経伝達物質は、ポストシナプスにある受容体と呼ばれるタンパク質に結合して信号を伝えます。

ただし、ドーパミン神経細胞の軸索は、通常、シナプスを作らず、辺り一帯にドーパミンを放出する、という形になっています（拡散性伝達［ボリュームトランスミッション］、と言います）。

ドーパミン受容体

さて、ドーパミンに反応する受容体には五種類あり、Ｄ1受容体とＤ2受容体が主なものです。これら二つの受容体は、同じドーパミンに反応するのですが、反応する濃度がずいぶん異なっています。Ｄ2受容体は低濃度のドーパミンに反応しますが、Ｄ1受容体はかなり高濃度でないと反応しません。

こう言うと、何だか感受性の高いＤ２受容体の方が重要に思えてしまいますが、実際には、新しく出てくるドーパミンに反応するのがＤ１受容体、ドーパミンが出なくなってしまった時、鋭敏に、ドーパミンがなくなってしまったことに反応するのがＤ２受容体、と考えた方が良いかもしれません。

Ｄ１受容体は細胞の活性を高める（具体的にはサイクリックＡＭＰという、細胞内でメッセンジャー役をしている分子を増やす）働き、Ｄ２受容体は下げる働きをしています。すなわち、ドーパミンという物質は、直接路を活性化することでアクセルをかけると同時に、間接路を抑制することでブレーキをやめる働きをしているので、結局、運動を開始する方向に働くわけです（図７）。

パーキンソン病という病気は、脳の中の、ドーパミンという物質を作る神経細胞が失われてしまう病気で、運動を開始できないという症状を示します。また、逆に、いったん動き始めると止まらない、という症状も示します。アクセル、ブレーキ共にうまく働かないため、うまく動き出せず、いったん動き出すと止まりにくい、ということになります。

このように、パーキンソン病という病気は、運動開始において、アクセルのような働きをしているドーパミンという神経伝達物質を作る細胞が失われてしまうために、運動の開始ができず、動き出すと止まらない、という症状が出る病気です。

このように説明してきましたが、実際はこのように論理的に脳のことが最初から理解できたわけではありません。

亡くなったパーキンソン病の患者さんの脳を調べて見ると、脳の根元にある中脳という部分に、黒い部分（黒質と呼ばれます）がほとんどなくなっていることがわかりました。この黒い部分はいったいどんな働きをしているのだろうか、と研究された結果、ドーパミンという神経伝達物質が含まれていることがわかったのです。そして、ドーパミンの受容体を阻害する抗精神病薬でパーキンソン症状が出ることから、このドーパミンが運動の調節に働いていることが確認されました。

このように、脳科学には、病気の研究から進歩してきた部分もたくさんあるのです。

第7章　依存と側坐核

覚醒剤で逮捕された歌手が、復帰後、また覚醒剤で逮捕、などというニュースがよく報道されます。どうしてあれほどの才能がある人が、何度も同じ過ちを繰り返してしまうのでしょうか。

覚醒剤よりもさらに身近な依存といえば、アルコールです。毎日晩酌をしている方にとっては、毎日お酒を飲むなんて当たり前でしょう、と言われてしまうかも知れませんが、お酒のために仕事に差し支えてしまっているのにいくらやめようとしてもやめられず、どんどん飲む量が増え、二日酔いから逃れるためにむかい酒、というふうになってしまうと、もはや依存です。

こうした違法な薬物やアルコールなどの物質に加えて、最近「依存」の仲間入りをさせるべきか、精神医学の領域で検討されているのが、「行動嗜癖」と呼ばれるものです。具体的には、ギャンブル依存がすでに診断基準に加えられており、インターネット依存は、今のところ、精神疾患の診断基準に正式に加えられてはいませんが、ＷＨＯの診断基準に加えるべく、検討が行われています。これらの依存も、物質に対する依存と似たようなメカニズムが関係していて、同じように社会生活上の問題になっているのです。

特に、二〇一三年に日本で行われたギャンブル依存の調査によると、日本人の四・八パーセントがギャンブル依存が疑われている状態、とのことでした。世界的には、たかだか一～二パーセントですから、世界的に見ても、日本はダントツにギャンブル依存が多いと考えられます（ただし、二〇一六年の調査では、その率が半分近くに減っています。そんなに急に減るとも思えませんので、調査方法の違いによるのかもしれません）。日本でギャンブル依存が多いのは、主としてパチンコなどによるものと思われます。

一方、インターネット依存は、主にインターネットのゲームに熱中してしまい、制御できずに再現なく時間とお金を使い、社会生活に差し支えてしまう場合です（一日中仕事でインターネットを使っている、というのはもはやよくあることなので、依存とは言いません）。

いずれにせよ、人間とは、どうしてこのように何かに依存してしまうのでしょうか。

側坐核とは

依存に関係している物質と言えば、何よりドーパミン。脳部位としては、「側坐核」です。ドーパミンと側坐核がどうして依存に関係しているのか。一番わかりやすい例は、「脳内自己刺激」でしょう。

ドーパミンという神経伝達物質は、パーキンソン病の原因の話にも出てきましたが、脳の中のいくつかの場所に細胞があります。その一つの「黒質」のドーパミン神経がパーキンソン病に関係しているのですが、その近くにある「中脳腹側被蓋」にあるドーパミン神経が、依存と関係しています。中脳腹側被蓋は、英語の略称で、ＶＴＡとも呼ばれますし、ドーパミン神経細胞のかたまりに順に数字をつけていく命名法では、「Ａ10」とも呼ばれています。

動物の脳内の「内側前脳束」と呼ばれる場所に刺激電極を挿入して電気刺激できるようにすると、動物はしきりに自分で電気刺激します。これを「脳内自己刺激行動（ＩＣＳＳ）」と呼びます。この「内側前脳束」こそ、ＶＴＡから側坐核に到るドーパミンの神経線維が通る場所なのです。

側坐核は、大脳基底核の一部で、腹側線条体、というのもほぼ同じ場所を示しています。

ドーパミンと報酬

中脳腹側被蓋のドーパミン神経は、予期せぬ報酬が来たときに活動します。

通常は、予期せぬ報酬が来たと同時に活動するのですが、音が鳴ったら報酬が来る、という訓練をすると、次第に、報酬が来た時でなく、その前の、音が鳴った時にドーパミンが出るようになります。そして、ついには、実際の報酬が来ても、ドーパミン神経はもはや活動しなくなります。一方、報酬を期待したのに、来るべき時に報酬が来ないと、ドーパミンの神経の活動は強く抑制されてしまいます。中脳腹側被蓋から側坐核に至るドーパミン神経を含む神経系は、このように、報酬に関わる信号を伝えていることから、「報酬系」と呼ばれています。

冒頭でご紹介した覚醒剤などの依存を引き起こす物質のうち、アンフェタミン、メタンフェタミン、コカインといったものは、いずれも、ドーパミンを増やす働きをしています。具体的には、神経細胞の軸索から放出されたドーパミンを取り込む働きをしているタンパク質（ドーパミントランスポーター）を阻害することによって、細胞外のドーパミンを増やします。メタンフェタミンには、それに加えて、軸索のドーパミンを出す部分にある小胞にドーパミンを取り込む蛋白（小胞モノアミントランスポーター）も阻害します。そのため、ドーパミンの放出が増えます。そのため、アンフェタミンよりも、メタンフェタミンの方がより強い作用を持っており、より多く乱用されています。

とはいえ、なぜ、何度か覚醒剤を使うともうやめられなくなるのでしょうか?

それは、脳が変わってしまうからです。

以前から、繰り返し覚醒剤を動物に投与すると、だんだん異常行動が出やすくなってくることが知られていました（逆耐性、あるいは行動感作、と呼ばれています）。

そして一九九九年に、アンフェタミンやコカインを繰り返し動物に投与すると、(28) 側坐核のドーパミン受容体を発現する細胞の樹状突起にある、スパインと呼ばれるトゲのようなもの（神経伝達物質を受け取る部分）が増え、樹状突起の枝分かれも多くなる、という形の変化が起きることが報告されました。この研究が発表されたのは二十世紀の末でしたが、それまで、こうした経験によって神経細胞の形が変わることはあまり知られておらず、覚醒剤で神経細胞の形が変わるのだという論文は、脳科学の世界でも、大きな驚きを持って迎えられました。依存のメカニズムはこれだけで説明できるわけではありませんが、覚醒剤を繰り返し使用することによって、それに適応して、覚醒剤無しではいられないように脳が変化してしまう、ということだと考えられます。

第8章　睡眠覚醒障害とオレキシン

メンタルクリニックで、一番多い患者さんの訴えが、「不眠」かもしれません。

診察の中でも、眠れましたか？　というのは定番の質問です。

しかし、患者さんが眠れないといった途端に睡眠薬の処方箋を出す、というのはいけません。

睡眠障害対処12の指針（表1）にあるように、睡眠を妨げる要因がないかを洗い出して、生活の改善を目指すのが第一歩です。(29)

それでも改善しない場合に、睡眠障害の可能性が出てきます。

さまざまな睡眠覚醒障害

睡眠障害にはさまざまなタイプがあります。

代表的なものの一つは、睡眠時無呼吸症候群で、寝ている間に何度も呼吸が止まって眠りが浅く、そのため日中の強い眠気を伴う場合です。夜中に大きないびきをかくことや、（呼吸停止が何度も起こるために代償的に）赤血球が増えることなどがサインです。この病気の場合は、睡眠薬を飲んだら、呼吸を抑制する危険もあり、逆効果です。

一方、睡眠と覚醒のリズムが障害されるような病気もあります。睡眠相後退症候群、というのは、朝が起きられず、昼まで寝てしまう、というもので、よくあるといえばよくある睡眠障害ですが、どんなに努力してもこうなってしまう方がい

表1　睡眠障害対処12の指針

1）睡眠時間は人それぞれ、日中の眠気で困らなければ十分
2）刺激物を避け、眠る前には自分なりのリラックス法
3）眠たくなってから床に就く、就床時刻にこだわりすぎない
4）同じ時刻に毎日起床
5）光の利用でよい睡眠
6）規則正しい３度の食事、規則的な運動習慣
7）昼寝をするなら15時前の20～30分間
8）眠りが浅いときは、むしろ積極的に遅寝・早起き
9）睡眠中の激しいイビキ、呼吸停止や足のむずむずは要注意
10）十分眠っても日中の眠気が強い時は専門医に
11）睡眠薬代わりの寝酒は不眠のもと
12）睡眠薬は医師の指示で正しく使えば安全
（内山，2012）

らっしゃいます。さらに激しい場合には、非二十四時間睡眠覚醒リズム障害、というのもあり、毎日どんどん寝る時間が後ろにずれていく場合です。家系の中にこうした症状を持つ方が多くいらっしゃる場合には、細胞が二十四時間のリズムを作るために必要な遺伝子（時計遺伝子と言います）に、変異を持っている場合もあります。

また、むずむず脚症候群というのもあり、これは夜に脚がむずむずして眠れない、という病気です。

その他に、後述のナルコレプシーなど、さまざまな睡眠障害を除外して初めて、ただの「不眠症」という診断が下されることになるのです。そういう意味では、「不眠症」と診断するのは、ある意味、「ナルコレプシー」を診断するよりもっと難しいのかもしれません。

ナルコレプシーとは

いろいろな睡眠覚醒障害をご紹介しましたが、その中でも、ここでは、特にナルコレプシーという病気に注目してみたいと思います。

ナルコレプシーは、普通なら緊張してとうてい寝られない環境、たとえば受験の時とか、大勢の前で発表している時などでも、突然に眠り込んでしまうなどの「過眠」という症状と、「情動脱力発作」と呼ばれる、笑ったりした時に力が抜けてしまうという独特の症状（カタプレキシーとも呼びます）を特徴とする疾患です。かといって、単なる過眠とは言い切れず、夜の睡眠の方は、途切れ途切れで浅くなってしまいます。また、ありありとした悪夢、寝入りばなの幻覚、睡眠麻痺（いわゆる金縛り）なども伴います。これらの特徴的な症状の多くは、ＲＥＭ睡眠のコントロールの障害を示唆しています。

第1章で述べた通り、ＲＥＭ睡眠のＲＥＭは、急速眼球運動の頭文字を取ったものです。寝てばかりの時にはあまり見かけませんが、目を閉じた状態で眼がぐるぐると動いている睡眠で、この時に起こされると夢を見ていることが多いのです。

夢を見ている間、筋肉が普通に動くと、夢の通りに行動してしまって、大変なことになってしまいます。そのため、通常、ＲＥＭ睡眠中は、筋肉が動かないようになっています。なお、レビー小体型認知症、というタイプの認知症の初期症状として、睡眠中に異常な行動を取る場合があり、これをＲＥＭ睡眠行動障害と呼びます。これは、ＲＥＭ睡眠中、抑制されるはずの筋肉が十分に抑制されないために起こるもので、脳幹のＲＥＭ睡眠を調節している神経核が障害されるために起きると考えられます。

ナルコレプシーでは、逆に、起きているのに、ＲＥＭ睡眠中に起きるはずの筋肉の抑制が起きてしまうために、情動脱力発作が起きると考えられます。また、普通は寝てからＲＥＭ睡眠に入るまでに一時間以上かかりますが、ナルコレプシーの方では、寝入りばなにいきなりＲＥＭ睡眠が出てしまうために、これが悪夢とか幻覚として体験されるのです。

ナルコレプシーの原因

ナルコレプシーの原因に関する手がかりは、一九八〇年代、本多裕氏と十字猛夫氏らのグループにより得られました。彼らは、人白血球抗原（ＨＬＡ）という、臓器移植などの際に特に問題になる、自己と他者を区別し、免疫に重要な働きを持つタンパク質のタイプと関係していることを見出しました。

その後、柳沢正史氏らのグループが、オレキシンという新たに発見した神経ペプチドの機能を調べるため、オレキシンを持たないマウス（ノックアウトマウス）を作成して、その行動を観察していたところ、夜（活動期）に突然活動を停止して動かなくなる「発作」が出現することがわかりました[30]。

前述の通り、動けないといってもいろいろな理由がありますが、てんかん発作の可能性もあるということで、脳波をとったところ、てんかんではなく、ナルコレプシーによく似た睡眠発作だったのです。

一方、ミニョーらのグループは、イヌのナルコレプシーの連鎖解析によって、オレキシン2受容体の変異が原因であることを発見しました。[31] これらのことにより、オレキシンがナルコレプシーと関係していることが決定的になりました。

そして、二〇〇一年には、ナルコレプシー患者で髄液オレキシンが低下していることがわかりました。そして、ナルコレプシー患者の脳を死後に調べた結果、視床下部でオレキシンニューロンがほとんどなくなってしまっていることがわかりました。

その後、ゲノム研究により、免疫に関わる遺伝子（T細胞受容体）との関連も見出されたことや、感染症（H1N1型インフルエンザ）の後にナルコレプシーが増加することが見出され、おそらくは自己免疫、すなわち外来の物質を攻撃するための仕組みである免疫が、誤って自分の身体を攻撃してしまうことにより、オレキシンニューロンが失われることがナルコレプシーの原因だろうと考えられるようになりました。

こうして、過眠症であるナルコレプシーの原因がわかり、オレキシンが覚醒に重要な働きをしていることがわかってきたわけですが、こうしてみると、今度は、オレキシンを阻害する薬が、不眠症に効果があるのではないか、と考えられるようになり、オレキシン阻害薬であるスボレキサント（商品名：ベルソムラ）が開発されました。これまでの睡眠薬のほとんどがベンゾジアゼピン系と呼ばれるタイプで、中止すると反跳性不眠が生じやすいものでしたが、この新しい薬は、依存性のない新しい睡眠薬として期待されています。

このように、病気の解明により、脳の正常な働きが解明されたり、それが元になって別の病気の治療薬が開発されるなど、病気の解明から脳の理解が進展するという面もあるのです。

第9章　てんかんとイオンチャネル

てんかんは、神経細胞が過剰に同期して活動してしまう発作を伴う病気です。

最近、てんかんを持っているにもかかわらず、服薬を怠っていた方が、運転中に発作を起こして事故を起こしてしまった痛ましい事例がいくつか報告されたのは記憶に新しいところです。発作を起こしていたのに医師に隠していたとか、自身が医師であるのに、服薬を怠ったまま運転していた、というケースでは、危険運転致死傷罪が適用されました。

きちんと管理していれば問題なかったのに、しっかり自己管理していなかったことが問われたわけですが、逆に言えば、それだけ十分にコントロール可能な病気ということになります。

上記の運転中の発作のケースは、意識消失発作と思われますが、その他、てんかん発作としては、大発作と呼ばれる、全身の硬直と弛緩を繰り返す発作、一時的にふっと意識が失われるけれど、数秒から数十秒で回復する「欠神発作（小発作）」などがよく知られています。てんかんは、最初から脳全体が同期してしまう発作（全般発作）と、脳の一部の同期性が高まることで生じる部分発作の場合がありますが、一部から始まって、それが脳全体に波及する場合もあります。その場合も、全体に波及すると意識障害に至ります。部分的な発作に止まった場合、起きる場所によって、さまざまな症状がでる場合があります。私が以前診察した方は、町を歩いていると、突然、周りの人たちの首から上がなくなる、と仰っていました。あるいは、別の方は、部屋の中などを見渡していて、ふと、これとこれが眼で、これが口なら、顔の形になる……と思うといつもその瞬間に発作が出てしまう、と仰っていました。いずれも、実際のところ、どういう発作だったかわかりませんが、今思うと、顔の認知に関わる場所（側頭葉の紡錘状回と呼ばれる場所）付近に、てんかんの焦点を持つ方だったのかもしれません。前者のような方であれば、「幻覚」とか「妄想」と誤解される可能性もありますし、てんかんでは焦点次第でさまざまな発作がでる可能性があるので、精神疾患の診断の際には、常にてんかんの可能性も念頭に置いて考えなければなりません。

てんかんの診療は、以前は精神科の中心的な課題の一つでしたが、現在では、小児科、神経内科、脳神経外科、精神科など、さまざまな科で行われています。しかし、前述のように、現代でも、精神科医としては、てんかんの鑑別診断が必要になる局面は多々あると思います。

てんかんの生物学

てんかんの原因は、神経細胞が過剰に同期してしまうことです。第1章で述べた通り、脳波の信号は微弱で、視覚的な刺激などによる変化では、脳の一部分しか活動しないため、平均加算しないと変化が観測できません。しかし、てんかん発作中には、脳全体が異常に同期してしまうため、激しい波が観察されます。そのため、脳波はてんかんの診断に必須です。診断のために、頭部に電極をつけてしばらく過ごしていただき、発作時の脳波を記録することも行われます。それでも診断がつかない場合には、脳内に電極を留置して、しばらく経過を観察するようなことも行われます。ちなみに、検査目的で電極を留置している患者さんにお願いすることによって、心理検査中に脳内から直接脳波を記録する研究も行われています。

てんかんで、神経細胞が過剰に同期してしまう理由は、神経細胞が興奮する特性が変化してしまっているためと考えられます。

前述の通り、細胞は、多くのエネルギー（具体的にはＡＴＰです）を使って、細胞の中から常に、ナトリウムポンプというタンパク質によって、細胞の外に、ナトリウムイオンを汲み出しています。ナトリウムイオンはプラスの電荷を持っているので、細胞の中は常に電気的にマイナスとなっています。これを「分極」と言います。

ところが、神経細胞が、他の神経細胞から神経伝達物質であるグルタミン酸の刺激を受け、グルタミン酸受容体の一種である「AMPA（アンパ）型受容体」が刺激されると、細胞内にナトリウムイオンが流入します。多くの神経細胞からの刺激を受け、細胞内のナトリウムがある程度以上になると、今度は「ナトリウムチャネル」という、ナトリウムを通してしまうタンパク質が活性化されて、細胞に一気にナトリウムが流入し、細胞内部のマイナスの電位は失われます。これが「脱分極」です。これを神経細胞が「興奮した」と言います。そして、この神経細胞が興奮したかどうかというシグナルを使って、脳は計算をしています。脳が知覚入力を元に運動出力を行うまでの間に行うさまざまな情報処理はすべて、この神経細胞の興奮を用いた演算によって行われているわけです。

脱分極した細胞はすぐにまた分極して、次の興奮に備えますから、神経細胞は興奮するたびに、またATPを使って、ナトリウムを汲み出します。

脳は全身のエネルギーの二割近くを消費していると言われますが、その多くは、このナトリウムの汲み出しに使っていると言えます。

てんかんでは、多くの方は原因が特定できないのですが、一部には遺伝する家系があり、こうしたケースで、連鎖解析により、原因遺伝子の探索が行われました。その結果、ナトリウムチャネル遺伝子に変異を持つ家系が多く見つかってきました。

ナトリウムチャネルは、開いた後にしばらく不活性化します。これは、再分極して次の興奮に備えるためですが、この不活性化がちゃんと起きなくなってしまうような変異が多いようです。また、ナトリウムチャネルが開きやすくなってしまう、というような変異もあります。

こうして、原因がわかってきたので、今後は、これまで有効な手段のなかった難治性のてんかんに対しても、治療法が開発できるのではないかと期待されています。

また、てんかんと自閉症の原因遺伝子探索が進められるにつれて、ナトリウムチャネルの遺伝子変異は、両方で見つかることもわかってきました。知的障害を伴う自閉症では、てんかん発作が多く見られますが、同じ遺伝子の変異が両者を引き起こしうることがわかってきたのです。

現時点では、なぜ同じ遺伝子の変異がてんかんを起こしたり、自閉症を起こしたりするのかは、十分には解明されていませんが、今後、そのメカニズムが明らかにされれば、自閉症の治療法開発の手がかりになるかもしれません。

第Ⅲ部　精神疾患と脳

第10章　自閉スペクトラム症とシナプス

自閉症は増えているのか

以前は、自閉症というと、かなりまれな病気というイメージでした。四十年ほど前の報告では、一万人に五人、などと報告されていました。

ところが、その頻度は増加の一途をたどり、最近では、十人に一人が自閉症スペクトラムだ、などとも言われています。

どうしてこんなに急に増えてしまったのか。

それについて、環境が原因だとする説を提唱している人たちもおり、特にワクチン接種が原因だとして、ワクチン反対運動を展開する人たちがいます。

その根拠となった論文は、一九九八年に英国の権威ある医学雑誌ランセットに掲載された、ウェイクフィールド医師の論文でした。その論文は、三種混合ワクチンを接種後に自閉症の症状が出た子ども八人を報告し、ワクチンが原因で自閉症になるとして、そのメカニズムについての仮説を述べたものでした(32)。この論文は、メディアで大々的に報道され、ウェイクフィールド医師は、テレビに出演し、ワクチンによる流行性自閉症の存在を主張し、ワクチンに反対する活動家の間でスターのようになっていたそうです(33)。

一方、他の医師、研究者からは多くの反論が出され、調査の結果、自閉症とワクチンの関連は否定されました。日本における調査でも、三種混合ワクチンの中止後に自閉症は減少どころか増加傾向にあったことがわかりました(34)。

その後、ウェイクフィールド論文でデータが捏造されていたことが発見され、反ワクチン団体から多額のお金を受け取っていたにもかかわらず、こうした利害関係を隠していたことも加わり、研究不正と認定され、論文は撤回され、ウェイクフィールド医師は医師免許を剝奪されました。

以上、ワクチン説が研究不正だったという事実がまだ広く知られていないようなので、あえてご紹介しました次第です。

では、実際は、なぜ自閉症が増えているのだろうか、ということになりますが、おそらくは自閉症がよく知られるようになって、診断される機会が増えたことと、より幅広い対象を含むように疾患概念と診断基準が広がってきたことが主な原因だと考えられます。

診断の広がり

以前は、自閉症には三主徴があるとされていました。対人関係の質的障害、コミュニケーションの質的障害、常同性です。

対人関係の質的障害とは、目を合わせない、友人関係をもてない、といったものです。

コミュニケーションの質的障害は、反響言語（オウム返し）、遅延反響言語（耳にしたひとまとまりの言葉を別の場面で繰り返す）といった言語の問題です。

そして、興味の範囲が限られる、きまりへのこだわり、といった常同性です。

一方、アスペルガー症候群は、このうち、言語の障害を伴わないものとされていました。

自閉症では、多くの場合、知的障害を伴いますが、知的障害を伴わない、高機能自閉症というタイプも注目されました。

アスペルガー障害と高機能自閉症の間の違いについて、専門家の間でもさまざまな意見があり、混乱していましたが、最終的に、最新の診断基準では、「自閉スペクトラム症」として、自閉症、高機能自閉症、アスペルガー症候群をひとまとめにすることになったのです。

しかしながら、多くの研究は古い診断基準に基づいて行われていますので、論文を引用して議論しようとすると、どうしても以前の概念に戻らざるをえません。後述するゲノムの問題は、多くが自閉症を対象として行われた研究です。自閉症でわかったことが自閉スペクトラム症全体に適用されるという考え違いをしてしまいがちになりますが、高機能自閉症やアスペルガー障害の生物学的な原因については、あまり多くのことはわかっていないと言ってよいと思います。

以下の生物学的な研究に関して述べる際には、知的障害を伴うことの多い、重症なタイプについて、自閉症、という言葉を使います。

自閉症の原因

以前は、自閉症は母親の育て方の問題によって、自分の中に引きこもってしまった状態だと誤解されていた時代もありましたが、自閉症では、約三割の人でてんかんやてんかん性脳波異常を伴うことなどからも、脳の病気であることは間違いありません。現在では自閉症で見られる対人関係の障害は、脳の発達の障害による、対人認知の障害に由来すると考えられています。

脳のMRIでは、成人期には小脳など、脳のさまざまな部位の体積が小さいことが報告されていますが、発達中にはむしろ頭囲が大きい時期があります。生まれた時には差はない一方、生後半年から五歳くらいまでの間には、頭囲が大きいことから、脳の過成長が起きていると考えられます。知的障害を伴うことが多い一方で、記憶力が異常なまでに強く、ある特定の領域で才能を発揮するサバン症候群が見られることもあります。

自閉症では、遺伝子が百パーセント一致する一卵性双生児では六～九割が二人とも発症するのに対し、半分しか一致していない二卵性双生児での一致率は一割以下であることから、遺伝子が関係していると考えられます。

七パーセントくらいの方では何らかの染色体異常がみられ、その中でも十五番染色体の一部が重複しているタイプが多く見られます。その他、結節性硬化症という、脳に結節ができてしまう病気に合併する場合も少なくなく、その場合、結節は小脳に多いと言われています。

これらに加えて、最近の研究により、両親共にこの疾患ではない孤発例の場合、約一割では、デノボのコピー数変化、一・五割くらいではデノボの点変異というゲノムの異常が原因ではないかと考えられています。

ゲノムとは

いきなり、デノボ、だのコピー数変化、だの、わからない言葉を出してしまいましたので、ここで、ゲノムについて詳しくご説明します。

まず、遺伝子、ＤＮＡ、ゲノムという言葉は、同じなのか違うのかですが、少なくとも、ＤＮＡというのは、「デオキシリボ核酸」という「化学物質」のことですので、遺伝子、ゲノムという、「概念」とは違います。

ＤＮＡは、鎖のように長くつながった化学物質で、糖、リン酸、塩基からできた一つの単位が数千万個〜何億個もつながっています。このＤＮＡがヒストンと呼ばれるタンパク質を芯として、コイル状にぐるぐる巻きになったものを、染色体と呼び、このくらい大きくなると、顕微鏡でも観察することができます。

染色体は一つの細胞の中に二十三対、四十六本入っており、それぞれ一番、二番というふうに、番号がつけられています。ＤＮＡを構成する塩基には、アデニン（Ａ）、グアニン（Ｇ）、シトシン（Ｃ）、チミン（Ｔ）の四種類があり、その順番が、私たちの身体の設計図となっています。そして、ＤＮＡは二本の長い分子が反対向きに相補的に結合しており、Ａの相手はＴ、Ｃの相手はＧと決まっているため、二本の分子が二つに分かれて、それぞれが相方を作ることによって、全く同じ、二本の分子を複製することができます。これが、親から子へと体質が遺伝するメカニズムに関係しています。

ＤＮＡの中には、母方から三十億塩基、父方から三十億塩基、合わせておよそ六十億の塩基が含まれています。これらの塩基の並び順が、遺伝情報です。

そして、細胞の一揃いのＤＮＡとそのＤＮＡが持つ遺伝情報を「ゲノム」と呼びます。

ゲノムのＤＮＡが含んでいる塩基の並びの情報は、主に、身体を構成するタンパク質を作るための設計図になっています。

タンパク質は、アミノ酸（グルタミン酸など）がたくさんつながった化学物質で、私たちの身体を構成する主な物質であり、もちろん食肉の主成分でもあります。それぞれのタンパク質は、化学反応を触媒する酵素として働くなど、さまざまな働きを持っています。

ただし、ゲノムのうち、実際にタンパク質を作れる情報（配列）を持っている部分は、ほんの一部で、わずか一パーセントくらいです。一つのタンパク質を作るのに必要な情報を持つひとつながりの塩基配列のことを、遺伝子と呼んでいます。

遺伝子の中には、個人差があり、こうした個人差を遺伝子多型、と呼びます。特に、一つの塩基が別の塩基に代わるタイプの多型を、一塩基多型（ＳＮＰ）と言います。おおむね、五パーセント以上の人が持っているような、頻度の高い個人差を多型と呼び、一パーセント未満のまれなものは変異と呼びます。しかし、遺伝子の外にあるゲノムの個人差も、しばしば遺伝子多型と呼ばれていて、研究者も混乱してしまっているのが実情です。

この塩基配列の個人差こそが、私たち一人一人を異なったものにしています。

ゲノム全体に散らばるおよそ五十万個のＳＮＰを調べれば、だいたいゲノムのどこにその病気と関わる遺伝子の個人差があるのかがわかります。こうした研究を、ゲノムワイド関連研究（ＧＷＡＳ）と言います。

一塩基が変わるのでなくて、千塩基から数百万塩基にわたるゲノム領域がごそっとなくなったり、重複したりしている場合を、コピー数変化（ＣＮＶ）と呼びます（こちらは頻度が多くても少なくてもＣＮＶと呼んでいます）。

通常、こうしたＳＮＰやＣＮＶは、親から遺伝するわけですが、親が持っていない一塩基変異やＣＮＶが、子で生じる場合があります。

これがデノボ変異と呼ばれています。デノボ、というのは新しくできた、という意味のラテン語で、デノボ変異とは、いわゆる突然変異のことです。

こうした突然変異の存在は、ダーウィンの進化論の中でも想定されていました。突然変異が生じ、それが自然選択を受けて、淘汰される一方、適応的なものは集団に広がっていく。それが進化である、とダーウィンは考えました。

ダーウィンの時代には目に見えない、仮想的なものであった突然変異、そして進化は、ゲノム解析技術の進歩により、今や、両親と子の三人のゲノムを解読することで、直接観察することができるようになったのです。

自閉症とゲノム

初期の自閉症のゲノム研究では、家系の中で、自閉症と連鎖して遺伝しているゲノム領域を探索する、「連鎖解析」が行われ、ニューロリギン、という遺伝子が報告され、その後、CNVの研究からは、ニューレキシンという遺伝子との関連が報告されました。この二つがいずれもシナプスに存在するタンパク質で、互いに相互作用すること

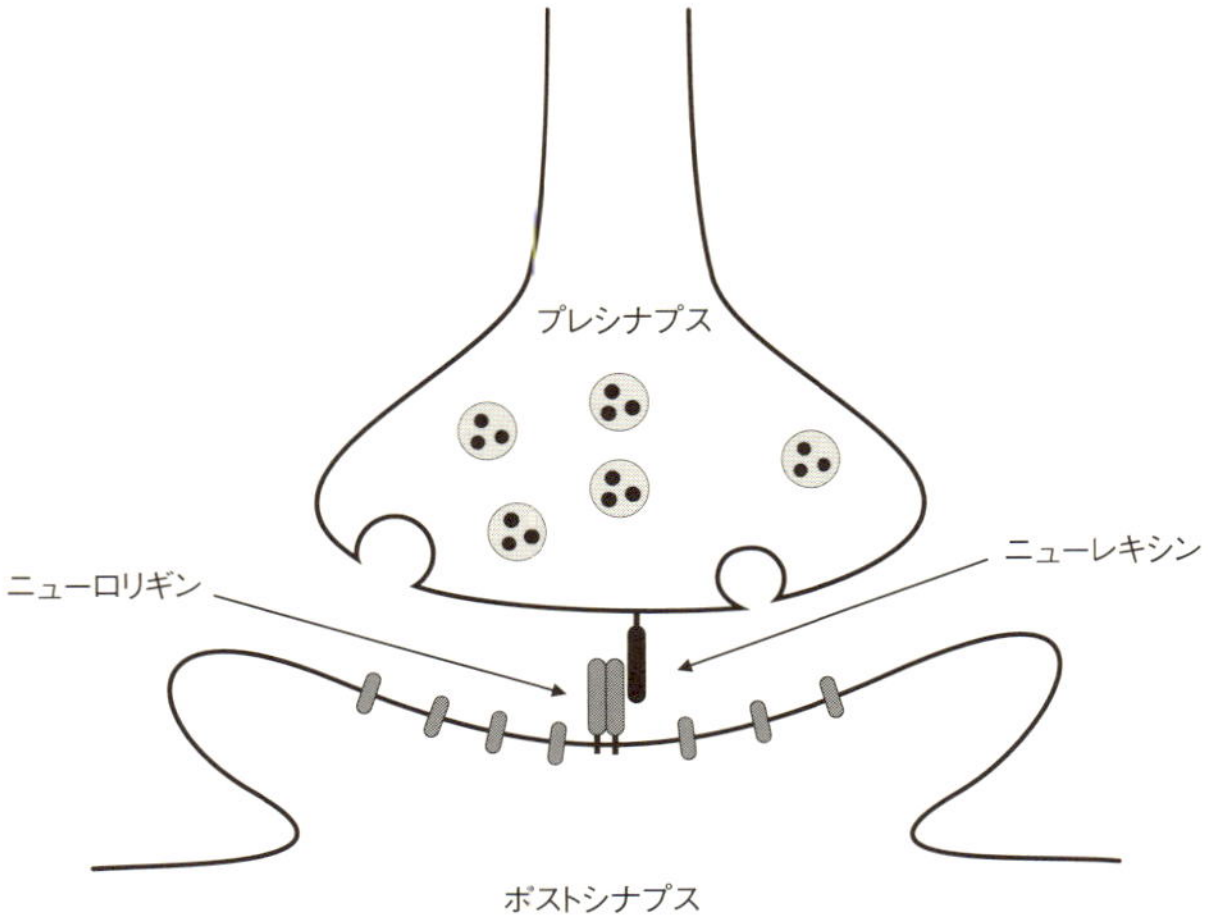

図9 ニューロリギンとニューレキシンの相互作用

が注目されました（図９）。

その後、自閉症の大規模ゲノム研究が始まりました。その原動力となったのは、サイモンズ財団の研究プロジェクトです。これは、サイモンズ氏という、世界最大のヘッジファンドのオーナーのお嬢様が自閉スペクトラム症とのことで、数百億円の資金が投入されて、大規模に研究が行われたのです。こうした多額の資金により、一五〇〇家系以上のＤＮＡサンプルが集められ、高価な全ゲノム解析や全エクソーム解析が行われました。

サイモンズ財団の援助による研究を含め、多くの研究の結果、自閉症には、顕微鏡で観察できるような染色体異常の他、ＣＮＶ、そしてデノボ変異などが関係していることが次々と明らかにされました。

デノボ変異が起きやすい遺伝子としては、脳の発達に関わる遺伝子、遺伝子発現の制御に関わる遺伝子、そして、やはりシナプスに関わる遺伝子も関係していることがわかってきたのです。

ニューレキシン、ニューロリギンという、プレシナプスとポストシナプスから出てきて、互いに握手をしてシナプスの形をつなぎ止めているような二つの分子がいずれも自閉症に関係している、ということがわかったことによって、自閉症ではシナプスの動態に何か変化が起きているのではないか、と考えられました。

動物モデル

しかしながら、自閉症の患者さんの脳を顕微鏡で調べる研究は容易ではありませんし、因果関係を証明することも困難です。

そこで、動物モデルが必要になってきます。

最初に作られたのは、自閉症で見られる染色体異常の中でも最も多いものの一つである、十五番染色体の一部が重複しているタイプの異常を模倣したマウスのモデルで、内匠透氏らのグループが作成したものです。

このマウスでは、社会性の異常の試験として、スリーチャンバーテスト（三つの小部屋試験）などが行われました。真ん中の小部屋にマウスを入れ、片方に他のマウス、もう片方に物体を入れると、マウスは通常、他のマウスをチェックしに行きます。ところが、このマウスでは、物体のある部屋に行く時間と、他のマウスがいる部屋に行く時間に差がなく、それは他のマウスにあまり関心を示さないためと考えられました。

次に、こだわりの試験としては、バーンズ迷路試験などが行われました。このテストでは、縁に十二個の穴が空いている円盤にマウスを乗せ、一つの穴の中にだけ、餌を入れておきます。マウスに餌のある場所を学習させた後、今度は反対側の穴に餌を入れるようにします。そうすると、普通のマウスは、餌のありかが移ったことを学習し、次第にそちらを探しに行くようになるのですが、自閉症モデルマウスは、いつまでも前餌があった場所にこだわってしまう様子が見られました。

最後にコミュニケーションですが、マウスも、超音波の音声を発しています。普通のマウスは、生後五日目に最もよく鳴き、眼が開いて他のコミュニケーション手段が可能となる十四日目までには減少していきます。しかし、この自閉症モデルマウスでは、七日目に最も良く鳴き、十四日目にもまだ鳴いていて、その周波数も普通のマウスより高いものが多く見られました。

このようにして、自閉症の三主徴を満たすモデルマウスが初めて作られたのです[35]。

その後、このマウスを用いて、多くの研究が行われていますが、その一つに、大脳皮質の神経細胞の樹状突起スパインの形を生きているマウスで調べた研究があります。

岡部繁男氏らは、このマウスと他の二種の自閉症モデルマウスで、頭部にガラス窓を作り、顕微鏡で脳の中の神経細胞の形を観察できるようにしました[36]。そして、同じマウスで一週間毎に同じ場所を観察することで、新しくできたシナプス、消えたシナプスを確認しました。その結果、自閉症モデルマウスでは、発達早期にシナプスが過剰に作られていること、それが速く壊れてしまっていることがわかりました。つまり、シナプスができるのも壊れるのも速いため、各時点でのシナプスの数には変化はありませんでした。この結果は、シナプスが安定せず、作られては壊されている、という状態にあることを示しています。

こうした変化が実際に患者さんの脳内で起きているのかどうかはまだ確実ではありません。しかし、自閉症の患者さんの脳画像研究で、ミクログリアが活性化していたという知見は、この可能性に矛盾しないものです。[37]

脳には、神経細胞の他に、三種類のグリア細胞があります。一つは、軸索を取りまく髄鞘となっているオリゴデンドロサイトです。二つめに、神経細胞に栄養を与えたり、シナプスの周りを取り巻いてシナプスでの信号のやりとりを調節したり、脳血管の周りを取り巻いて、血流を調節したりしている、アストロサイトがあります。そして三つめは、脳の中で、異物を食べて掃除したり、成長因子や炎症性サイトカインという物質を出したりして、脳内で免疫の働きをしているミクログリアです。最近になって、このミクログリアは、不要なシナプスを刈り込むことにも関係していることがわかってきました。自閉症患者さんの脳内でミクログリアが活性化しているのは、シナプスができては壊れることを繰り返しているためなのかもしれません。

さらに、自閉症モデルマウスを用いた治療法の研究も進められています。

先に述べたように、結節性硬化症は自閉症の原因の一つとなりますが、その原因遺伝子のモデルマウスが作られています。池田和隆氏らのグループは、この原因遺伝子が関係する分子経路に働く薬で、外国では抗腫瘍薬として認められている薬（ラパマイシン）により、このマウスのスリーチャンバーテストで見られる社会行動異常が改善することを発見したのです。[38]

その他、前述のニューレキシンやニューロリギンを初めとして、デノボ変異が多く見られる遺伝子ＣＨＤ８のモデルマウスなど、[39]次々と新しいモデルマウスが作られ、同様の解析が進められていますので、自閉症モデルマウスを用いた脳研究はさらに進歩していくことでしょう。

すでに中国では、自閉症の重症版とも言えるレット症候群の原因遺伝子を過剰に発現させた、自閉症モデルサルが作られています。[40]このサルは、常同的な動作（ぐるぐる回る）が見られ、グループ内の他のサルとの相互作用が少なくなり、マウスのスリーチャンバーテストに似た社会的相互作用テストでも、相互作用が少なかったとのことです。

わずか数十年前まで、自閉症の動物モデルなど、考えもしませんでしたが、ゲノム研究の進歩、遺伝子操作技術の進歩などにより、ついに自閉症の動物モデルは現実なものとなりました。

あまりにも多くの遺伝子が関係していることがわかってきたので、さまざまな遺伝子の変異によって生じる自閉症に共通の治療法ができるのか、といったことが今後問題になるかもしれませんが、自閉症の一部に有効な薬が開発できる日も、そう遠くはないのかもしれません。

第11章　統合失調症と脳の同期

統合失調症といえば、私が精神科医になった頃には、精神医学の中心的課題であり、統合失調症を研究しなければ精神科医にあらず、といった雰囲気がありました。精神科病院は、どの病院も長期入院の統合失調症患者さんであふれており、こうした患者さんたちをどうやって社会復帰できるように支援するか、というのが大きな社会的課題でした。その特徴的な症状は、長い間精神医学、特に精神病理学の議論の中心となってきました。私自身もいずれは統合失調症に取り組もうという気持ちがありました。

しかしながら、最近では、「統合失調症が軽症化した」という意見を多くききます。本当に軽症化しているのかどうか、明確な統計もなく、わからないのですが、そのような実感を持っている精神科医は少なくないようです。そして、軽症化に加えて、治療法の進歩、救急医療体制の充実、脱施設化の促進（入院治療から地域での生活へのシフト）のためのさまざまな社会的対策などが加わり、統合失調症により長期入院する患者さんは減ってきています。そもそも、長期入院の統合失調症患者さんが多かったのは、病棟を作りすぎたせいで、長く入院しているうちに，ホスピタリズム（長期の入院による無気力な状態）が生じてしまっていたためであって、日本だけが脱施設化に遅れをとっていたのが問題であった、という批判もあります。

いずれにせよ、長期入院せずに、地域で生活できるケースが増えてきたことは喜ばしいことですが、まだまだ、統合失調症の患者さんの生活の質が十分であるとは言えないでしょう。患者さんたちの真の回復（リカバリー）を目指す努力が今も続けられています。

統合失調症とは

統合失調症の歴史的概念の変遷についてたどると、それだけで一冊の本になってしまうくらいなので、ここではあまり歴史的な背景に立ち入らないようにしたいと思いますが、大まかに言えば、思春期から青年期に発病し、意欲がないとか孤立するといった前駆症状から潜行性に始まり、幻覚、妄想などの陽性症状を伴う急性精神病状態を顕在発症します。こうした症状は抗精神病薬によく反

表2　シュナイダーの一級症状

1）考想化声
2）対話性幻聴
3）自分の行為を絶えず批判する声の幻聴
4）身体的被影響体験
5）作為体験
6）思考奪取その他の思考干渉
7）考想伝播
8）妄想知覚

応し、改善しますが、こうした陽性症状の影に隠れていた、意欲低下、思考の貧困、感情の鈍麻といった陰性症状や、前述の認知機能障害などが次第に前面に出て、これらによって社会適応が長期的に障害されます。

そのため、その方のもともとの知能や社会的な立場から期待されるレベルの仕事に就くことが難しくなってしまう場合が少なくありません。

統合失調症で見られる幻覚、妄想は、しばしば特徴的なパターンがあります。最も特徴的な症状のリストが、シュナイダーの一級症状、と呼ばれています（表2）。

考想化声は、自分の考えていることが声になって聴こえる、というものです。対話性幻聴は、誰かと誰かが会話している、というものです。考想伝播は、自分の考えが周りに伝わってしまっている、という体験です。

これらのシュナイダーの一級症状に特徴的な根本障害は何かと考えた精神科医、後に哲学者のヤスパースは、それが自我障害を反映していものだと考えました。考想化声も、対話性幻聴も、考想伝播も、結局のところ、自分の考えが他人の声として認識されるという点では共通であり、自我の障害により、自分と他者の境界があいまいになっている状態であると考えられるのです。

ただ、妄想知覚というのはややわかりにくいかもしれません。これは、周囲の物を見て、その知覚自体は正常なのに、自分に関係のある特別な妄想的な意味づけがなされてしまうという症状です。たとえば、目の前に白い紙が置いてあっても、通常は何とも思いませんが、統合失調症の急性期にある患者さんにとっては、それが何かひどく意味ありげなものに感じるのです。たとえば、お前の考えはすべてお見通しだぞ……、というような。これもまた、自分とは全く関係のない、外界の事物に対して、過度に自分と関係づけた異常な意味づけをしてしまうという点では、自我障害を反映していると考えることもできるでしょう。

幻覚、妄想というのは、実はよくある症状です。

幻覚としては、アルコール離脱せん妄の時に現れる小動物の幻視などが有名ですし、レビー小体型認知症（115頁参照）でも、ありありとした幻視が見られます。統合失調症で見られる幻覚は、多くの場合、幻聴であり、ありありとした幻視はあまり典型的ではありません。また、名前を呼ばれた気がする、といった幻聴は、遭難しかけた人などでも報告されていますし、極限状況では誰でも出うるものと思われます。

また、妄想としては、被害妄想が最もよくある妄想ですが、これは統合失調症に限らず、認知症、アルコール依存、うつ病、躁病など、どの病気でも出ますし、健常人でも、極限状況になれば出るだろうと思われるものです。一方、誇大妄想は、どちらかというと躁病に特徴的ですし、心気妄想（不治の病にかかったと確信する）、貧困妄想（破産したと思い込む）、罪業妄想（大変な罪を犯したと確信する）といった妄想は、うつ病に特徴的です。また、物盗られ妄想は、妄想というよりも、記憶の障害に伴って、現実に間違った説明を加えてしまう「作話」に近い症状で、認知症に特徴的です。

このように、幻覚・妄想＝統合失調症というわけでは決してなく、統合失調症に特徴的な幻聴、妄想があることは重要です。

しかしながら、米国の精神科診断基準であるＤＳＭ‐５の診断基準では、シュナイダーの一級症状が軽視されており、少なからぬ米国以外の精神科医が疑問に思っています。

ＷＨＯの新しい診断基準であるＩＣＤ‐11では、シュナイダーの一級症状を重視する立場をとっています。

最近の認知神経科学的な研究でも、統合失調症が自我意識の障害であることを支持する所見が得られています。

フリスらのグループは、統合失調症の症状を認知心理学的に理解する研究を続ける中で、幻聴を

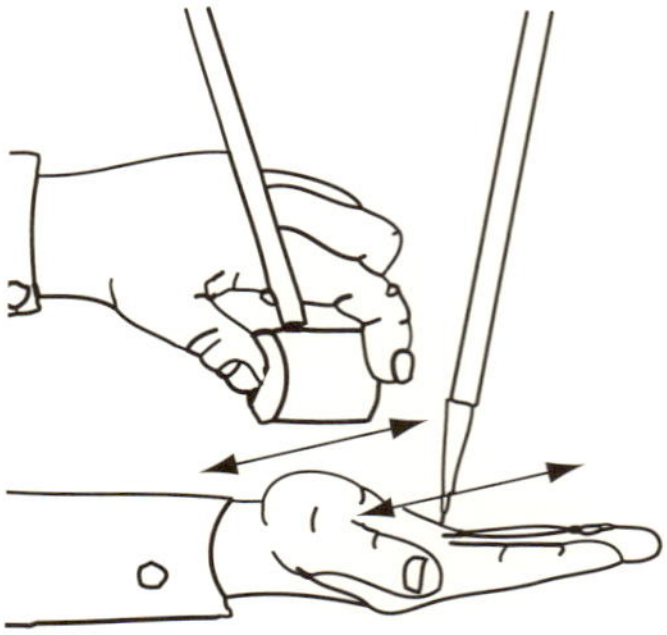

図 10　セルフモニタリングの程度を定量化する方法

伴う統合失調症患者において、「くすぐり」実験を行いました。

他の人にくすぐられると、「くすぐったい」感覚が生じます。

しかし、不思議なことに、物理的には全く同じ刺激であるにもかかわらず、自分で手をくすぐった場合には、くすぐったいという感覚は生まれません。

この現象を利用して彼らは、くすぐりを用いて、セルフモニタリングの程度を定量化する方法を考案したのです（図10）。

持ち手を動かすと、棒の先端が動くけれど、持ち手の動きと先端の動きに時間差を作れるような装置を作成したのです。

その結果、健常者および幻聴を伴わない統合失調症患者では、持ち手と棒の動きに遅れを生じさせると、次第にくすぐったい感覚が出現してきました。しかし、幻聴を伴う統合失調症患者さんでは、遅延を生じさせた場合と生じさせない場

合とで、感じ方に差が見られなかったそうです。(41)

このことは、健常者では自分の作り出した刺激と他者が与えた刺激の区別が明瞭なのに対して、幻聴を伴う統合失調症患者さんでは、両者の区別がつきにくいことを示しており、この事実から、統合失調症の幻聴の根本には、自我の障害があるのではないか、と考えることができます。

統合失調症の原因探求

統合失調症の原因を探る研究は、二十世紀の初めから、盛んに行われ、亡くなった患者さんの脳を観察することによって、さまざまな特徴的な所見が報告されました。しかしながら、その多くが、死因となった別の病気のせいだったり、非特異的なものだったりして、結局、統合失調症に特徴的な所見は何一つ見つかりませんでした。その原因の一つは、当時、組織標本を染色する技術が乏しかったからかもしれません。

その後、脳をすりつぶして生化学的な分析を行う研究も盛んに行われましたが、はっきりした結果は得られませんでした。

こうした経緯から、精神疾患研究は神経病理学者の墓場だと言われ、統合失調症の脳研究は下火となりました。

そして、神経病理学的、すなわち脳を直接調べて細胞の変化を明らかにしようとする方向は諦めて、統合失調症を精神病理学的に定義して研究するという、精神病理学が盛んとなりました。

しかし、Ｘ線ＣＴ（コンピュータ断層撮影法）やＭＲＩが開発されて、生きている患者さんの脳を調べることができるようになり、盛んに研究が行われた結果、左側頭葉内側面（海馬や扁桃体）、左上側頭回（聴覚言語野であるウェルニッケ野や一次聴覚野を含む）などの脳部位で、灰白質の体積が減少しているという所見が確認され、統合失調症患者さんの脳にはやはり変化があることがわかってきました。

また、統合失調症の陽性症状に有効な抗精神病薬は、偶然に近い形で発見されたものですが、その作用は、ドーパミンＤ２受容体を阻害する作用であることが明らかにされました。また、アンフェタミンなどの覚醒剤の連続使用により、薬を使っていないのに幻聴・妄想が出るようになってしまう行動感作という現象が統合失調症に類似していることも指摘されました。そのため、統合失調症ではドーパミンが過剰になっているというドーパミン仮説が確立しました。

その他、グルタミン酸受容体の阻害作用を持つ依存性薬物（フェンシクリジン）が、統合失調症そっくりの陽性症状と陰性症状を引き起こすことから、グルタミン酸の機能低下が統合失調症に関係しているのではないかと考えられました。グルタミン酸受容体にグルタミン酸と共に作用して、グルタミン酸の働きを強めるＤ‐セリンという物質も、統合失調症と関係しているのではないかと考えられています。

一方、遺伝学研究では、統合失調症では、一卵性双生児のほうが二卵性双生児よりも一致率が高いことなどから、遺伝の関与が明らかでした。そのため、病気と連鎖して伝わっているゲノム領域を探索する「連鎖解析」が行われましたが、なかなか原因を発見することはできませんでした。しかしながら、逆に、はっきりした染色体異常が伝わっている大家系で、その染色体異常と病気の関連を調べる研究が行われた結果、ＤＩＳＣ１（ディスクワン）という遺伝子が関係しているのではないかと考えられました。

また、染色体異常の研究から、二十二番染色体の一部の欠失が、統合失調症と関係していることも見出されました。

また、ゲノムワイド関連研究では、効果は小さいものの、ドーパミンＤ２受容体遺伝子や、グルタミン酸受容体、Ｄ‐セリンの合成に関わる遺伝子（セリンラセマーゼ）などとの関連が見出され、薬理学的な仮説に合致する所見が見出されました。

動物モデル研究

ＤＩＳＣ１には特に注目が集まり、膨大な研究が行われました。その結果、ＤＩＳＣ１は細胞内のさまざまな場所に存在し、数多くのタンパク質と相互作用し、神経突起伸展、神経前駆細胞の増殖、新生神経細胞の神経回路への統合、神経細胞の遊走、シナプス形成、軸索輸送など、本当に山ほどの機能があることが報告されました。あまりにも多様な機能を持っているために、なかなかその本質を絞り込むことができていません。とはいえ、ＤＩＳＣ１の遺伝子改変マウスで得られた所見のうち、スパインの形態異常[42]、抑制性神経細胞の減少[43]などは、患者さんの死後脳研究でも指摘されていることから、統合失調症と関連があるかもしれないとして、研究が進められています。

統合失調症を引き起こす二十二番染色体の欠失の中には、多数の遺伝子が含まれていて、そのどれが重要な働きをしているのかは、まだ解明されていません。

その後、自閉症と同様に、ＣＮＶ解析（86頁参照）や、全ゲノム、またはゲノム中のタンパク質の配列を決めている部分（エクソン）すべてを解読する方法（全エクソーム）によって、関連するＣＮＶや遺伝子が見出されてきました。現在、こうした新たな関連遺伝子のモデルマウスが作成されています。おそらく、すでにモデルサルを作る研究も、世界各地で行われていると思われます。

環境因の研究では、妊娠中毒、遷延分娩、双胎、出生児仮死といった周産期障害や、妊娠中の低栄養、妊娠中のインフルエンザ感染などが統合失調症のリスク要因となることがわかっています。

そのため、こうした環境要因を負荷した動物モデルも盛んに研究されています。

また、前述の遺伝子改変動物に、さらに環境要因を負荷した動物モデルも研究されています。しかしながら、こうしたモデルマウスで、幻聴や妄想を調べた研究は、いまだになく、統合失調症の動物モデル研究では、統合失調症に特徴的な行動変化をマウスで見出すことが果たしてできるのか、というのが最大の課題になると思われます。

抑制性神経細胞の機能

統合失調症では、抑制性神経細胞、中でもパルブアルブミンというタンパク質を持つタイプが減っているのではないか、と言われています。

同じタイプの抑制性神経細胞は、ギャップ結合を介してお互いに電気的につながっていて、そのために同期して活動します。その活動がγ帯域（三十〜八十ヘルツの速い波）の脳波を生み出していると考えられています。

統合失調症の患者さんでは、このγ帯域の脳波の同期性が減少していることが報告されています。そして、二十二番染色体欠失のモデルマウスでも、（統計学的には有意ではなかったものの）γ波帯域の同期性が低下していたと報告されています(44)。

このγ波がどういう働きをしているのかについては、まだ解明されていません。しかし、この同期したγ波があることによって、脳の中の別の場所で認識された外界の事象が、一つのものとして意識されるのではないか、という説があります。すなわち、意識の統合に、γ波が関係しているのではないかと考えられているのです。

意識と脳波の同期

本書の冒頭で、意識の脳科学研究が盛んだと述べましたが、そうした研究の中で、意識が特定の脳部位に局在するのではないか、という考え方もあるようです。

しかしながら、脳損傷患者さんの研究からは、脳のどこかに意識が局在しているという考えはあまり支持されないと思います。

むしろ、脳の各部位は並列に情報を処理していて、これらの領域間の統合により意識が生まれるとの考えが有力に思えます。

意識には、「覚醒意識」「対象意識」「自我意識」の三つの側面がありますが、肝心の「自我意識」の神経基盤については不明な点が多いものの、対象意識の神経基盤に、γ波が関係しているのではないか、という仮説があります。

たとえば、目の前に猫がいてニャーとないていたとしましょう。

猫の映像は後頭葉視覚野、鳴き声は側頭葉聴覚野、匂いは嗅皮質、などと別々の脳部位が受容しています。どうやって、これらを統合して一つのものと認識できるのでしょうか？

どこも脳の中だから、当たり前のようにも思えますが、十数マイクロメートル（一マイクロメートルは、一ミリの千分の一）しかない神経細胞の大きさから見ると、後頭葉と側頭葉ははるか遠い場所です。神経細胞を人にたとえると、自分が見た物と一キロも先にいる人が見た物が本当に同じ物か、どうやって確認できるのか？　というような話です。

ジンガー氏は、この問題（結びつけ問題、と呼ばれます）を解く鍵が、神経細胞の同期発火ではないか、と考えました。

彼らは、ネコの視覚野の数カ所から電位を記録したところ、これらの神経細胞は、γ帯域で周期的に自発的に発火していました。

異なった視野を担当している、視覚野の二カ所に、異なる物体を見せた場合、これら二カ所の神経発火は同期しません。一方、一つの物体を見せると、この二カ所がきれいに同期した、というのです。

こうしたことから、彼らは、ニューロンが同期して発火することによって、一つのまとまりのある物体として認知される、と考えたのです。(45)

人の実験では、顔にも見えるし、意味のない形にも見える、あいまいな視覚刺激を見せる実験を行っている間に、脳波を測定した研究があります。(46)　このあいまいな図を逆転すると、顔と認識することはさらに難しくなります。彼らは、顔と認識できた時とできない時で、脳の電気活動に違いが見られるかを脳波により検討しました。その結果、顔と認識できた時に限って、大脳皮質の広い領域で、γ帯域波の同期性が高まったのです。この同期性の高まりは、顔が見えたと知らせるためボタンを押すまで続きました。

このように、人を対象とした研究からも、γ帯域で神経細胞が同期的活動することが、物を意識することに関係があるのではないか、と考えられました。

統合失調症で、抑制性ニューロンの異常によって、γ帯域の脳の同期活動に支障が生じているとすれば、これが意識の統合、ひいては自我意識の障害を生んでいるのかもしれません。

第12章　認知症の治療は可能か

超高齢化社会が進行し、認知症の人は四百万人を超えていると推定されています。認知症者本人が、生活できなくなるという問題に加えて、認知症にかかった家族を介護するために離職するという介護離職の問題まで生じており、この問題を解決しなければ社会の未来はない、というところまで来ているといってよいでしょう。

そのため、日本医療研究開発機構（ＡＭＥＤ）も、認知症研究には特に力を入れています。二〇一六年の伊勢志摩Ｇ７サミットの折には、日本学術会議と各国の科学関係組織が共同で、認知症をはじめとする脳疾患の克服に向け、世界的な協調が必要であることを述べた提言を参加各国の首脳に提出しました。これを受けて、世界的に協調して、脳疾患を克服しようという機運が高まっています。

認知症を治る病気にし、克服することはできるのか。現在の認知症の理解と、克服に向けた研究の現状についてご紹介したいと思います。

アルツハイマー病の原因

認知症には、大きく分けて、アルツハイマー病、レビー小体型認知症、前頭側頭型認知症、血管性認知症があります。その中で、患者数が最も多いのがアルツハイマー病です。

アルツハイマー病の歴史は、一九〇六年に、クレペリン門下の精神科医アルツハイマーが報告した一症例に始まります。初老期に発症し、記憶障害や妄想を示した症例で、亡くなった後の剖検により、脳の萎縮に加え、老人斑、神経原線維変化という、特徴的な二つの所見を見出したのです。

老人斑の主な成分が調べられた結果、アミロイドβと呼ばれるタンパク質が凝集したものであることがわかりました。一方、神経原線維変化は、リン酸化という変化を受けたタウというタンパク質が主成分であることがわかりました。アミロイドβが凝集してできた老人斑は細胞の外にできたもので、リン酸化タウは細胞の中に溜まったものです。

アミロイドβは、アミロイド前駆体タンパク質というタンパク質が、酵素により切断されてできた結果であることがわかりました。

アルツハイマー病の多発家系で、このアミロイド前駆体タンパク質（ＡＰＰ）というタンパク質を作る遺伝子に変異がある家系が見つかり、この変異を組み込んだ遺伝子改変マウスでも、老人斑ができることがわかったことから、このモデルマウスが幅広く研究に用いられるようになりました。また、アミロイド前駆体タンパク質を切断する酵素（γセクレターゼ）の主な構成要素（プレセニリン）の遺伝子に変異がある家系も見つかり、この遺伝子の遺伝子改変マウスも作られました。

一方、同じように家系の分析から、アポリポタンパクＥという遺伝子が発見され、これは一割くらいの人が持つ、頻度の高い遺伝子多型にも関わらず、十倍以上アルツハイマー病に罹りやすくなるという、強いリスク因子になっているものでした。全ゲノム解析が始まったばかりのころ、ＤＮＡが遺伝物質であることをその構造解析により明らかにしたジェームズ・ワトソン氏のゲノムが公開されましたが、ワトソン氏は、自分のゲノム配列は公開してよいが、アポリポタンパクのタイプは公開しないでほしいと言ったそうです。アポリポタンパクＥとアルツハイマー病の関連は明らかですが、いまだにこれがどのようにしてアルツハイマー病に関わるのかという点は十分には解明されていません。

老人斑と並ぶ、特徴的な病理所見である神経原線維変化の主成分であるリン酸化タウの方については、前頭側頭型認知症の家系で、タウの遺伝子に変異が見出されています。アルツハイマー病における神経原線維変化は、おそらくはアミロイドβの蓄積により、二次的に生じるものと考えられています。

創薬研究

そこで、アミロイドβが脳に蓄積しないような薬の開発が進められました。

一つは、γセクレターゼの阻害薬です。しかしながら、この酵素がアミロイド前駆体タンパク以外にも重要なタンパク質の切断に関係していたため、副作用が現れてしまいました。その後、副作用を減らした薬の開発が進められていますが、今のところ、開発に成功した薬はありません。

次に、アミロイドβに対する抗体やワクチンなども試みられました。抗体は、通常、細菌やウイルスなどの外来異物に反応して、これを処理する、免疫の働きを持っています。しかし、前述の通り、この免疫が自分の身体を構成する分子を攻撃してしまって、病気になる、自己免疫という現象もあります。これを逆手にとって、アミロイドβに対する抗体を注射する、あるいは、通常、細菌やウイルスのタンパク質をワクチンとして使うところ、アミロイドβをワクチンに用いることで、アミロイドβに対する抗体を免疫系に作らせて、不要なアミロイドβを処理しよう、という考え方によります。なお、抗体を注射する方法だと、仮に成功しても、薬の料金は非常に高いものになると予想されますので、ワクチンがうまく行けば、より安価な治療になると期待されます。

ワクチン製剤は、臨床試験が行われましたが、髄膜脳炎の副作用がでてしまいました。さらに、髄膜脳炎の副作用で亡くなった方の脳を調べたところ、（ひょっとしてもともとなかった可能性は否定できませんが、おそらくはワクチンの効果によって）アミロイドβがほとんどなくなっていたにもかかわらず、患者さんの症状はよくなっていなかった、という結果が得られたことで、こうしたアプローチは見直しを迫られました。

さらに、抗体薬も、大規模な臨床試験の結果、効果が証明できず、開発からの撤退を余儀なくされました。

なぜアミロイドβが蓄積するのか

こうしたことから、アミロイドに着目すること自体間違っていたのではないか、ということで、タウを減らすような薬の開発も進められています。タウタンパクに結合して、その凝集を防ぐ物質として、クルクミンという物質に注目している研究者もいます。クルクミンは、カレーに使われるスパイス、「ウコン（ターメリック）」の主成分で、あの黄色い色はクルクミンの色です。実際、インドではアルツハイマー病が少ないとか、カレーをよく食べる人では認知機能が良かったという研

究報告もあるようです。(47)

一方、アミロイドを減らす薬が効かなかったのは、このアプローチが間違っていたわけではなく、病状が進行してしまって、脳が萎縮し始めてからではもう効かないのだ、という考えもあります。実際、その後の研究により、アミロイドβの蓄積が始まってから病気になるまでの間には、十五年くらいのギャップがあると考えられるようになっています。そのため、アミロイドβを減らす薬は、早期から使えば、アミロイドβの蓄積を予防し、認知症の発症を予防することができるのではないかと考えられています。そのため、家族性のアルツハイマー病の家系で、アルツハイマー病の遺伝子変異を持っている方に、発症前から薬を飲んでもらう臨床試験が行われています。

また、アミロイド前駆体タンパクやプレセニリンの遺伝子に変異を持つような患者さんは、百人に一人もいません。ほとんどの方は、こうした遺伝子変異はないのに、アルツハイマー病が発症するのです。

西道隆臣氏は、他の多くの研究者が、「どのようにしてアミロイドβの合成が増えるのか」ということを追求している中、「アミロイドβはどのようにして壊されているのか」という、逆のことに着目し、アミロイドβを分解する主な酵素がネプリライシンという酵素であることを発見し、ネプリライシンの活性が加齢と共に低下していくことがアルツハイマー病の原因であると考えて、ネプリライシンの活性を高めてアルツハイマー病を治療できないか、と研究を進めています。

一方、最近注目されているのが、アミロイドβが夜寝ている間に、洗い流されているのではないか、という説です。睡眠中には、脳の細胞の間のすきまが広がり、そのすきまを流れるリンパ流によって、アミロイドβが洗い流されるというのです。[48] 不眠が認知症の危険因子だ、という話は以前からあるにはありましたが、まさかそんなメカニズムが？と研究者の間でも大きな衝撃が走った話ですが、まだまだ、十分に確認されたとは言えず、これからの研究テーマだと思います。

凝集タンパク質の伝播

もう一つ、最近の大きなトピックとなっているのが、凝集タンパク質が伝播する、という話です。伝播といっても何のことか、と思われると思いますが、タンパク質が一旦塊になってしまうと、これが他のタンパク質と連鎖反応して、他のちゃんとしたタンパク質を凝集させてしまい、どんどん病気が広がっていく、という現象が、認知症に関係しているのではないか、と言われているのです。

こうした現象が最初に注目されたのは、パプア・ニューギニアの風土病、クールーという病気です。これは、葬儀の際に、死者を悼むために亡くなった人を食べるという習慣があった人たちの間で、死者を食べた人が罹り、運動も認知も障害され、発症後数年のうちに亡くなってしまう病気です。この症状は、クロイツフェルト・ヤコブ病として知られていた病気と同じです。

二〇〇〇年前後に、ウシ海綿状脳症（いわゆる狂牛病）が発生し、その摂取が人でも同様の症状を起こすと考えられ、大騒ぎになりました。これも、ウシの肉骨粉を餌として与えていた肉牛に発生したもので、ウシに共食いを強いていたことがこの問題を引き起こしていたのです。

そして、クロイツフェルト・ヤコブ病は他の形でも起きました。一九九〇年代、この病気に罹った方の脳から取り出した硬膜と一緒に処理した硬膜が手術に使われた方々の中から、この病気が発生したのです。

こうした現象について、タンパク質が感染源となっていると考えられ、その感染因子がプリオンと名付けられました。当時は、これが生物なのかどうか、と議論になりました。

クロイツフェルト・ヤコブ病は、そのプリオンタンパクに遺伝子変異があるためにタンパク質が凝集型になってしまった場合や、凝集した異常タンパク質を何らかの形で摂取してしまった場合に発症するものです。

そして、この、一見タンパク質が感染因子となっているように見えた現象が、実際には、凝集した異常タンパク質に触れると、正常なタンパクも異常に凝集してしまうという連鎖反応が起きるためである、ということがわかってきました。

このタンパク質の連鎖反応は、当初は、プリオンタンパクという、かなり特殊なタンパク質に限った話だったのですが、その後、アルツハイマー病で蓄積するアミロイドβ、タウ、そしてレビー小体病で蓄積するαシヌクレインというタンパクも、同じように連鎖反応で増えていくのではないか、という考えが生まれました。中でも、特にαシヌクレインは伝播しやすいと言われています。

レビー小体病とαシヌクレイン

レビー小体というのは、細胞の中に見られる異常な物体で、このレビー小体が蓄積しているタイプの認知症があることを小阪憲司氏が初めて記載し、現在では主な認知症の四つの亜型の一つとして広く認知されています。

このレビー小体の主成分がαシヌクレインです。

実は、パーキンソン病も、レビー小体が蓄積する病気であり、蓄積場所が異なるだけで、分子レベルではパーキンソン病とレビー小体型認知症は同じ病気であると言っても過言ではありません。

このレビー小体については、ブラーク氏が、レビー小体はまず延髄の迷走神経核に現れ、その後脳幹をのぼって、大脳皮質に広がっていくという仮説を発表しました。当初は、まさかそんなことがあるのか？　とも思われましたが、胎児由来の神経細胞を移植されたパーキンソン病患者さんの脳で、老化と共に蓄積するはずのレビー小体が、胎児由来神経細胞にも検出された、という衝撃的な事実により、この仮説が正しいのではないかと考えられるようになったのです。

便秘がパーキンソン病のリスクを高めるとのデータがありますが、こうした人たちでは、腸内細菌叢に異常があり、細菌で作られた物質（エンドトキシン）が腸管でαシヌクレインの凝集を引き起こす可能性があると指摘されています。また、農薬などの環境毒もパーキンソン病のリスクとなりますが、こうした環境毒も、腸内でαシヌクレインの凝集を引き起こす可能性があります。そして、腸でできた病的なαシヌクレインの凝集体が、迷走神経を伝わって、脳に伝播していくのではないか、と言うのです。(49)

村山繁雄氏は、嗅球に早期にαシヌクレインの凝集体が見られ、嗅球から大脳辺縁系を経て広がる経路もあることを示しました。(50)

凝集したαシヌクレインがどのようにして神経回路を経て伝播していくのか、まさに今研究が進められていますが、プレシナプスから放出されて、ポストシナプスに取り込まれるのではないかとか、細胞と細胞の間をつなぐ細いチューブを通して送られるのではとか、さまざまな説があります。

もし、タンパク質の凝集体が伝播していくことが認知症に関係しているのであれば、伝播を防ぐことで進行を防ぐことができるかもしれない、として、現在研究が進められています。

第13章　性同一性障害と脳

三十年近く前、研修医の頃に、初診の患者さんの予診をとっていた時、ある男性患者さんから、恥ずかしいので予診は遠慮してほしい、と言われました。女性ならともかく、男性なのに、なぜだろう、と思いましたが、指導医の先生の診察の結果、その方が、自分の身体は男性だが、本当は女性である、と仰っていることを知り、納得しました。しかし、当時は性同一性障害の概念が精神科医の間でも十分に浸透しておらず、この訴えは「妄想」とされてしまったのです。

もちろん、現代ではこうした症状は、性同一性障害、あるいは性別違和、と呼ばれています。性同一性障害には、ＦＴＭ（身体は女性だが内面は男性）、ＭＴＦ（身体は男性だが内面は女性）の二通りがあります。ＦＴＭは比較的均一な一群のようですが、ＭＴＦのうち、発症年齢が遅い方の一部は、異性装症に続いて生じてくる、少し異なるタイプかも知れないと考えられています。

性同一性障害の方は、身体と内面の性が異なるために、自らの身体への違和感が強く、社会や家族からも孤立したような感覚をいだく方もおられます。冒頭の方のように、自ら精神科を訪れる方は多くないと思われますが、生きづらさを抱えており、希死念慮を持つ方もおられ、支援が必要です。

複数の精神科医による診断により確定診断が下され、医療チームによる身体治療が行われることが決まると、ホルモン療法や性別適合手術などが行われます。

性同一性障害の原因

子どもの頃に事故によりペニスを失い、女性として育てられた男の子の症例報告では、当初は健常な女児として発育したものの、後に女性として育てられることを拒否し、思春期に男になることを選択して、その後ペニスの再建手術を受けて、女性と結婚したということです[51]。心の性は、社会的な対応だけで決まるわけではない、ということだけは確かでしょう。

性同一性障害は、身体と心の性が一致しない状態ということになりますが、心の性は、脳の性、ということなのでしょうか。

脳の形態には、確かに統計学的には有意な男女差があると報告されていますが[52]、脳の形の個人差に比べると、それほど顕著なものではありません。

性同一性障害における脳の形態を調べた研究では、分界条床核という、扁桃体と近い機能を持つ脳の部位が、男性の方が女性より大きく、ＭＴＦの方では女性同様のサイズであったと報告されています[53]。

いずれにせよ、性同一性障害と脳の関係の研究はまだまだ少なく、さらなる研究が必要でしょう。

第14章　摂食障害とペプチド

精神疾患の中でも、摂食障害、特に神経性無食欲症は、その症状によって命を失う場合もある病気です。

神経性無食欲症の患者さんは、絶対に太りたくない、と思い、他の人から見ると、骨と皮だけというくらいに痩せているのに、ご本人はまだ太っていると言って食事をとろうとしません。別名の「拒食症」という病名の方が、よくイメージを反映しているかもしれません。入院して何とか食事を食べてもらったとしても、トイレで吐いたりします。低栄養による衰弱によって亡くなるケースも少なくなく、死亡率はおよそ四パーセントと言われています。

患者さんの「まだ太っている」という確信は強く、妄想と言ってもよいくらい強固なもので、なかなかカウンセリングのみで治療することは難しく、対人関係療法、認知行動療法などの専門的な心理療法が主に使われています。

この病気の原因としては、以前は家族関係の問題などが注目され、家族療法が行われ、ある程度の効果は見られますが、決して容易に解決できるわけではありません。いまだ、原因不明の病と言ってもよいでしょう。

グレリンとレプチン

この病気の原因の手がかりになりそうな物質が、いくつか見つかってきました。その一つは、一九九九年に胃から発見された「グレリン」です。(54) グレリンは、二十八個のアミノ酸が連なったペプチドです。アミノ酸が何百、何千、何万個とつながったものがタンパク質ですが、数十個以内の場合をペプチドと呼び、さまざまなペプチドが細胞と細胞の間の情報のやりとりに関わっています。脳でも、コレシストキニン、ニューロペプチドYなど、いくつものペプチドが神経伝達物質として働いています。脳と腸の両方で働くソマトスタチンのようなペプチドもあり、脳腸ペプチドと呼ばれています。

一方、グレリンは、腸ではなく、胃で作られ、脳に働くペプチドです。グレリンを発見したのは児島将康氏らです。脳に存在する正体不明の受容体に働く物質を探して脳を調べていたところ、どうしても見つからず、似たような受容体が胃にあったことから、胃を試料として使ってみたところ、胃から脳に働く物質が見つかったのだそうです。胃に脳に作用する物質があるとは、本当に誰にも想像できなかったことです。

このグレリンは、食事をする一、二時間くらい前から血中に増加してきます。(55) そして、グレリンを投与すると、空腹感が高まったり、食事量が増えたりすることから、(56) このペプチドは、空腹感を伝え、摂食を促す物質であるということがわかりました。私たちは「お腹が空いた」と言いますが、空腹の信号が本当に胃から脳に送られていたとは驚きです。

もし、この物質が出なくなっていたら、神経性無食欲症のような症状が出ることでしょう。そこで、さっそく調べられましたが、結果は予想と逆に、グレリンは増加していたのです。(57) すなわち、神経性無食欲症は、食事を促す物質グレリンの不足ではなく、逆に、身体は食べろ、食べろと言っているのに、脳が食べることを拒否している状態なのだと考えられます。

もう一つ、神経性無食欲症に関係のありそうなペプチドがレプチンです。こちらは、異常に食べ過ぎて太ってしまうマウスで欠損していたことから、発見されました。(58) こちらは、脂肪組織で作られて、脳に働いて摂食量を減らすことがわかりました。すなわち、もう十分栄養は足りているから、もう食べなくてよい、という指令を身体から脳に出すシグナル、ということになります。

それでは、このレプチンが高すぎるために、神経性無食欲症が起きるのでしょうか？　実際に神経性無食欲症で測定が行われた結果によると、レプチンは低下していたのです。[59]この結果も、身体は食べた方がよいというシグナルを出しているのに、脳が食べることを拒否していることを意味します。

このように、神経性無食欲症の患者さんは、身体は食欲を増やす方向に働いているにもかかわらず、脳は食事を取ろうとしない、という状況にあることになります。

摂食障害と脳

そんなわけで、患者さんの脳の働きを調べる研究が行われています。その結果、自分の身体を見た時に、恐怖に関わる扁桃体が賦活することがわかりました。[60]そして、空腹時に食事を見せると、健康な人に比べて、視覚野の賦活が少ないのです。[61]これらの所見は、肥満を嫌悪し、食事を拒否する患者さんの精神状態をよく反映しているように思えます。

また、自分の身体を見ると、他の人の身体を見た時に比べて、島《とう》などの場所が賦活するそうです。島は、大脳の一部で、内臓に関する知覚に関わる場所です。ところが、神経性無食欲症の患者さんでは、自分の身体を見ても、この島が賦活されないのです。[62]これは、身体のイメージのとらえ方が変化してしまっていることを反映しているかもしれません。

とはいえ、これらの脳画像研究でわかってきたことは、これまでの心理学的な研究を超えたものとはいいがたい感じも否めません。

なぜ神経性無食欲症の患者さんが、激しく痩せていても太っていると主張するのか、その本質にこたえられたとは言えません。

食事を制限すると、心が頑なになってしまうという実験結果もありますので、ダイエットを続けているうちに、心理的な変化が生じ、これが悪循環を形成して極端な状態に至ってしまうのではないかと考えられますが、本当のところはまだまだ謎です。

第15章　うつ病と神経可塑性

学生の頃、病気と言うと真っ先に思いつくのは高血圧とか糖尿病で、社会で一番多くの人が困っているのはこうした病気なのかな、と何となく思っていました。

しかし、卒業して社会に出てみると、病気で長期に仕事を休む人のほとんどがこれらの病気ではなく、一番多いのがうつ病なのです。精神科に入局した私ですらそんな認識でしたので、うつ病が社会に一番大きな影響を与えているなどと言っても、一般の方にはなかなか信じてもらえないような気がします。

うつ病は、現在、日本で百十一万人の方が治療中ですから、一度でも罹ったことがある、という方の数はそれよりもはるかに多いと推定されます。

そして、おそらく長期休職の最大の要因になっているだけでなく、毎年二万人を超える自死者の半数以上はうつ病であったと考えられています。また、うつ病は、さまざまな身体疾患の経過に悪影響を与え、生命予後を悪化させてしまいます。

ある試算では、日本におけるうつ病と自殺による経済損失は年間二兆円以上とのことですが、もちろん、命はお金に換算できるものではありません。

それだけ社会的に大きな影響を与えている疾患にもかかわらず、いまだに検査法もなく、問診のみで診断しているのが実情です。

ＷＨＯは、二〇三〇年までには、うつ病が世界で最も大きな健康問題になると予測しています。現在でも、先進国ではすでに、認知症と並んで最大の問題になりつつあるのですが、途上国では、まだまだ感染症、低栄養、新生児死亡など、さまざまな健康問題が残っています。今途上国とされている国々が発展した時には、世界中でうつ病が最大の問題になっているだろう、というわけです。

変貌するうつ病

うつ病と言えば元来、几帳面で人に気を使う性格の人が、昇進などの生活上の出来事をきっかけにして、責任の重さに負担を感じるようになり、何事にも興味が持てず何をしても楽しいと思えなくなり、「もうだめだ」等と独り言を言い、話しかけてもなかなか返事せず……、といった症例を思い浮かべます。

しかし、現在臨床場面に現れる患者さんたちは、必ずしもこうした旧来のうつ病のイメージに合致するわけではありません。

職場で周りと合わず、不適応を起こして休んでいるけれども、家にいる時は平気、というような場合はそもそもうつ病ではありませんが、旧来言われていたような性格の特徴や、身体が本当に動かなくなってしまうほど重症なうつ病の方よりも、職場の人間関係で悩み、職場での出来事で調子を崩しやすく、良いことがあれば多少は気分が改善する、といった方々のほうが、むしろ多数派ではないでしょうか。

うつ病の診断基準として、現在最も広く使われているＤＳＭ－５の診断基準では、うつ病とは、抑うつ気分、または興味・喜びの喪失という必須項目が一つ以上あり、睡眠障害、食欲の変化、制止または焦燥、易疲労性、罪責感、決断困難・集中困難、希死念慮の七つを合わせて九つの症状のうち五個以上が、ほぼ毎日、一日中、二週間以上続く場合で、生活に障害をきたしており、身体の病気、薬物の影響でなく、双極性障害などの他の精神疾患でない場合に診断されることになっています。

うつ状態を引き起こすあるいは悪化させる薬剤は非常にたくさんあります。

インターフェロンが最もよく知られていますが、その他に、抗ウイルス薬（リバビリン）、抗ヒスタミン薬（ジフェンヒドラミン）、禁煙補助薬（バレニクリン）、食欲抑制剤（マジンドール）、その他高血圧の薬やホルモン剤など、さまざまな薬がうつ状態の原因になります。

一方、アルコールや、依存性薬物とその離脱症状も、うつ状態の原因となります。

身体疾患でうつ状態を引き起こすものとしては、甲状腺機能低下症などのホルモンの病気や、脳梗塞、パーキンソン病などの脳の病気があります。

統合失調症に伴って、うつ状態となることもあります。

そして、躁または軽躁状態になったことがあれば、双極性障害と診断され、全く治療方針が異なってきます。

こうしたさまざまな原因をすべて除外して初めてうつ病と診断できるのですから、うつ病と診断するのは非常に大変で、時間のかかることだと思います。

さまざまなうつ病

この診断基準の前身であるＤＳＭ－Ⅲの基準ができた一九八〇年までは、心因性うつ病と内因性うつ病に分かれていたのですが、実際にはその二つを見分けることは難しく、医師によって診断が一致しない状況でした。そのために、ある程度以上重症な場合に、原因を問わず、うつ病としよう、と決めたのです。

現在うつ病と診断される人でも、心理的要因、社会的要因、生物学的要因のどれかが強かったりするわけですが、どの要因が強い方であれ、ある程度以上重ければ、「うつ病」と診断することになったわけです。

したがって、現在うつ病と診断されている方の中には、社会的要因が強いために症状が出ているだけで、ストレスとなっている環境さえ調整すればすっかり良くなる方から、脳に原因があって、薬などの生物学的な治療を行わない限り良くならない方まで、さまざまな方が含まれているに違いありません。

さまざまな原因でなっていると想定されているので、本当は、高血圧症、頭痛症、認知症のように、「うつ症」と呼ぶべきなのかもしれません。

実は、WHOの国際診断分類の第十一版から、これまで「～障害」と訳されていたディスオーダーを、「障害」でなく「症」と訳そう、という方針になりました。「障害」はディスアビリティー（ハンディーキャップ）の意味もあるため混乱を招く可能性があることに加え、スティグマにもつながりかねない、といった懸念もあるからです。そのため、強迫性障害は強迫症、不安障害は不安症、といったふうに変わっていく予定なのですが、唯一、うつ病だけは、病名が定着していて、変

表3　さまざまなうつ病

内因性うつ病 （メランコリー型）	アンヘドニア（喜びの喪失）、反応性の欠如、特徴的な抑うつ気分、日内変動、早朝覚醒、顕著な制止・焦燥、体重減少、罪責感など	典型的なうつ病。 執着性格＋状況因 プラセボが無効
精神病性うつ病	妄想（心気妄想、罪業妄想、貧困妄想）、幻聴	抗うつ薬に抗精神病薬を併用するか、電気けいれん療法が有効
非定型うつ病	気分の反応性 対人関係過敏 食欲増加、過眠など	不安、パーソナリティ障害を伴う。虐待の既往。精神療法も有効。
季節性うつ病	特定の季節（通常、冬）に悪くなり、寛解する（通常、春）	高緯度地方に多い。 過眠・過食が特徴。 光療法が有効
（血管性うつ病）	DSMにはない。潜在性脳梗塞を伴う。	難治、認知障害 抗うつ薬副作用強い
（認知症前駆うつ病）	DSMにはない。認知症に進展。	軽度認知障害を伴う。
（双極スペクトラムうつ病）	DSMにはない。潜在的な双極性障害。家族歴、若年発症（<25）、幻覚妄想、過眠・過食、混合性、など	病相を反復。抗うつ薬が無効あるいは躁転。 双極性に移行。

更すると混乱を来すということで、「障害」でも「症」でもなく「病」になりそうです。本当は精神疾患の中でも最も幅の広い疾患なのですが。

うつ病には、たとえば表3に示すような、さまざまなタイプがありますが、一人一人の患者さんがどのタイプ、とはっきり決められるようなものではなく、このタイプとこのタイプの要素がある……といった感じになってしまう場合が少なくありません。

うつ病の治療

前述の通り、うつ病と言ってもさまざまですが、その最大公約数的な治療としては、以下のような手順となります。

まず、軽症であれば、基礎的介入、すなわち、支持的な精神療法や心理教育のみで治療してもよいことになっています。軽症の場合は、抗うつ薬とプラセボの間に大きな差がなく、こうした治療のみでも有効性が期待できるからです。

しかしながら、メランコリー型の場合や、中等症以上の場合には、やはり抗うつ薬が必要となります。その場合は、新しいタイプの抗うつ薬を単剤で十分量、十分な期間（一〜二カ月）用います。以前は、よくベンゾジアゼピン系抗不安薬を併用したりしていましたが、依存のリスクがあるため、極力避け、もし併用する場合には、四週以内までとするのが望ましいとされています。また、支持的な精神療法や心理教育の併用は必須ですが、認知行動療法、対人関係療法などのより専門的な精神療法の併用も行われます。抗うつ薬が効き始めるのには一〜二週間を要し、効果があったかどうか判定には一〜二カ月かかります。抗うつ薬の有効率は六〜七割で、十分量、十分期間使用しても効果がない場合には、併用はせず、他の抗うつ薬に変更します。あるいは、反復経頭蓋磁気刺激（ｒＴＭＳ）も有効ですが、毎日、数週間続ける必要があるため、やや負担が大きいのが難点です。

最終的には、副作用の強い、古いタイプの抗うつ薬である、三環系抗うつ薬も試みる価値があります。それでも効果が十分でない場合は、双極性障害に用いる気分安定薬であるリチウムや、甲状腺ホルモン、あるいは非定型抗精神病薬を併用します。これを増強療法と呼びます。どうしても治りにくいときは、電気けいれん療法を行います。抗うつ薬が無効な例でも、八〜九割の高い有効率が期待できます。ただし、再燃、再発する場合も少なくない点が課題です。

うつ状態が寛解した後は、半年から一年の間は抗うつ薬を続けます。休養が必要な場合、自殺予防の目的、あるいは飲食ができないといった場合には、入院適応となります。

このような手順で治療を行うことについては、ある程度コンセンサスは得られていますが、問題なのは、こうした適切な治療を行ってもなお、症状が回復して復職できるまでには、平均六カ月くらいかかってしまうという点です。

このように、ベストの治療を行ってもなお、治療に長い期間を要することが、うつ病が大きな社会問題になっている原因の一つであり、その原因解明が待たれます。

なぜうつ病の原因が解明されてこなかったのか？

それでは、なぜこれほど社会的に大きな影響を与えているうつ病の原因が、アルツハイマー病と違って、解明されてこなかったのでしょうか？

一つは、脳の病変の特徴にあるかもしれません。アルツハイマー病は、脳に異常なタンパクが蓄積する病気で、百年前に開発された脳の染色法でこれを観察することができました。うつ病の一部では脳に何らかの変化があると思われますが、それは当時の技術では観察できなかったものかもしれません。

また、脳があまり解明されていなかったことも一因でしょう。アルツハイマー病では、海馬や大脳皮質に病変が見られますが、うつ病の原因となっている脳部位は、もっと小さな部位だと思われます。アルツハイマー病は認知の病気であり、認知に関係するその病変の主体は海馬や大脳皮質にあり、特に大脳皮質は人で顕著に発達している部位ですが、うつ病で障害される「気分」あるいは「感情」に関わる部位は、人でそれほど急に発達したわけではなく、他の動物に比べてそれほど大きさが変わらないので、大脳皮質に比べるととても小さな部分に見えます。そして、こうした部位の機能は、アルツハイマー病が発見された百年前にはほとんどわかっていなかったのです。

そして、現在うつ病と診断されている人の中には、心や社会の要因が大きい方もいる一方で、脳の病変としか言えないような方もいらっしゃると考えられるのですが、うつ病などの精神疾患は、症状がこころの悩みとよく似ているため、どうしても「こころ」や「社会」だけが原因とされる傾向がありました。

そして、初期の研究で、アルツハイマー病のように、明らかな病変が見つからなかったために、動物モデルを作っても、それが人のうつ病と相同なものなのかどうかわからない、という問題があります。医学研究を進めるには、どうしても動物実験が欠かせないのですが、動物モデルが妥当かどうかわからないというのが大きなネックになっています。

これまで、抗うつ薬の開発に使われてきたのは、強制水泳試験や尾懸垂試験といった方法です。強制水泳試験は、プールにラットやマウスを入れ、二日目の試験前に抗うつ薬を注射すると、泳ぐ時間が長くなる、という試験です。しかし、これは明らかにうつ病とは何の関係もありません。既存の抗うつ薬の多くが泳ぐ時間を長くする作用があったことから、似たような物質を探すためには有効だったのですが、これを用いてうつ病の原因が解明できるとは考えにくいのです。

しかしながら、動物実験と臨床研究を有機的に連携させながら研究を進めれば、うつ病も解明できないはずはありません。精神疾患は、まだまだ原因が解明されていないようにも見えますが、実際には、百年の歴史の中で次々と解明されてきて、現在も解明されていないような病気だけが精神疾患と呼ばれているだけとも言えます。

うつ病研究を進めることで、うつ病を症状でなく脳病態に基づいて分類し、「悩み」と「病気」の区別がつくようになるでしょう。病院に来られた方に対して、「脳に異常はありません」とは言えるかもしれませんが、悩んで来られている方に、「精神的に正常ですから大丈夫」と言ってお帰しするだけでは、何の助けにもなりません。現状では、生物・心理・社会モデルに基づいて、すべての面で対応する、というのがデフォルトの対応になってしまっており、一歩間違えば不要な薬物療法を行ってしまう可能性もあります。「脳には異常がありませんので、心理士にお悩みについてよく相談に乗ってもらってください」、あるいは、「脳には異常がなく、環境要因が大きいようですから、精神保健福祉士に環境調整をお願いしましょう」といったふうに、メリハリのある対応ができるようになるとよいと思います。

そのためには、検査法を開発する必要があります。脳脊髄液検査や血液検査、あるいは脳画像検査により診断できるようになることが期待されるところです。

また、より即効的な治療法の開発も期待されるところです。現在、ケタミンという、うつ病に対して即効性のある薬物の開発が進められていますが、麻薬指定されている薬物であり、乱用等の心配が払拭できていないのが心配なところです。

そして、一度治療すれば、再発の心配をしなくてよいような、もっと根本的な治療法が欲しいと思います。

抗うつ薬の作用機序の研究

これまで、うつ病の原因を探る研究は、抗うつ薬の作用機序の研究が中心でした。うつ病はあまりにも多様で、その共通点と言えば結局、抗うつ薬が有効ということ以外にはないからです。

最初の抗うつ薬は二つあり、一つは結核に用いられていたイプロニアジドという薬が、使っていると気分が高揚する場合があることに気づかれ、同様の作用を持つ薬が抗うつ薬として開発されていきました。もう一つは、抗精神病薬として開発されたイミプラミンが、臨床試験をしてみると、幻覚・妄想には効果がなく、抑うつ気分に効果を発揮したことです。

イプロニアジドは、モノアミン酸化酵素という酵素を阻害することが発見されました。

一方、イミプラミンには、モノアミン取り込み阻害作用が発見されました。

モノアミンとは、ノルアドレナリン、セロトニン、ドーパミンなどの、アミンという化学構造を持っている神経伝達物質です。

モノアミン酸化酵素は、これらの神経伝達物質を分解する働きを持っているため、この酵素を阻害する薬は、モノアミンを増やします。一方、モノアミン取り込みタンパクは、細胞膜にあり、細胞外で働いた神経伝達物質を細胞内に回収する働きがあります。そのため、モノアミン取り込み阻害作用を持つ薬もモノアミンを増やします。二つの薬が同様にモノアミンを増やす作用を持っていたことから、うつ病はモノアミンの不足によるものであり、抗うつ薬はモノアミンを増やすことで効果を発揮すると考えられるようになりました。これがモノアミン仮説です。

実際に、これを支持する所見も得られました。うつ病から回復した方に、脳内のセロトニンが枯渇してしまうような飲料（セロトニンの原料となるアミノ酸であるトリプトファン以外のアミノ酸を多く含む飲料）を飲んでもらうと、うつ状態が悪化することがわかったのです。

しかしながら、うつ病患者さんの脳脊髄液などでは、思ったほどはっきりしたモノアミンの変化は見られませんでした。

また、抗うつ薬を注射すると、一時間後にはもう脳内のモノアミンが増加します。しかし、患者さんは、抗うつ薬の注射を受けても、すぐに気分が変わるわけではありません。効果が現れ始めるのに一、二週間かかり、完全に回復するには数カ月もかかります。これは、モノアミン仮説ではとうてい説明できません。

モノアミンの増加は投与一時間で生じるのに、抗うつ薬の効果が現れるのには一、二週間かかる、という矛盾が、うつ病の原因が脳内モノアミンの不足である、という単純な仮説では説明できないことから、抗うつ薬を長期に服用した後に脳内で何が起きるかが調べられました。

その結果、さまざまな抗うつ薬はいずれも、投与三週間後に、脳由来神経栄養因子（ＢＤＮＦ）を増やす、ということがわかったのです。

うつ病の神経可塑性仮説

脳内にはＮＧＦ（神経成長因子）、ＮＴ３／４（ニューロトロフィン３／４）、そしてＢＤＮＦ（脳由来神経栄養因子）といった神経栄養因子があり、神経細胞の生存、増殖、分化（特定の機能を持つ細胞へと変わっていくこと）、軸索伸展などを促す働きを持っています。ＮＧＦやＮＴ３／４も神経発達には大切ですが、ＢＤＮＦは神経活動に依存して放出されることから、成長後も、神経可塑性に重要な働きをしていると考えられます。

可塑性という言葉は難しいようですが、「可塑的」という言葉は、「プラスチック」の和訳です。プラスチックというのは形がいくらでも変えられる素材、ということです。すなわち、神経可塑性というのは、神経のつながりが変化するという性質のことです。

その以前に、ストレスによって、海馬の神経細胞の樹状突起が縮んでしまうことが報告されていたので、この抗うつ薬で神経可塑性に関わるＢＤＮＦが増えるという所見と合わせて、うつ病に神経可塑性が関係しているのではないか、と考えられるようになりました。

当初は、うつ病では神経細胞が萎縮していると考えられましたが、その後、ストレスにより海馬や大脳皮質ではＢＤＮＦが減る一方、扁桃体や側坐核では、むしろ増加すること、扁桃体では樹状突起スパインがストレスにより増えるといった逆の現象が生じることもわかってきたため、ストレスで神経細胞の樹状突起が萎縮する、という単純な現象ではなく、ストレスフルな環境に対して、神経系が再構成（リモデリング）されるということだと考えられるようになりました。

亡くなったうつ病患者さんの脳で樹状突起スパインを調べた研究は多くはありませんが、ナンスタディーという、修道女の方々のコホート（前向き）研究の報告があります。これは、七十二名の修道女の方で、生前に精神症状を評価し、亡くなった後剖検して、海馬の樹状突起スパイン密度を免疫組織化学染色により調べたものです。その結果、うつ病スコアが高かった人で海馬の樹状突起スパインの密度が低下していたことから、やはりうつ病と海馬の樹状突起スパイン減少が関係していると考えられました。[63]

うつ病とモノアミン神経核

ただ、前述の通り、うつ病にはさまざまなタイプがありますので、これがうつ病の一部の原因に関係していたとしても、唯一のうつ病の原因とは言えないと思います。

パーキンソン病では、黒質と呼ばれる場所のドーパミン神経が変性しますが、黒質のそばにある、中脳腹側被蓋野のドーパミンニューロンを調べた研究があります。死後脳で中脳腹側被蓋野のドーパミンニューロンに変性を認めた六症例のうち、四例がうつ病と診断されて抗うつ薬や電気けいれん療法を受けていたと報告されています。また、パーキンソン病では、セロトニンニューロンのある縫線核の病変も多く見られ、うつ状態などの非運動症状に関連すると考えられています。(64)

また、百四十二名の高齢者で、生前のうつ病と、ノルアドレナリン神経が存在する青斑核という場所の病理所見を調べた研究では、青斑核に老人斑やレビー小体が見つかった人では、生前のうつ病が多かったと報告されています。(65)

これらの所見は、認知症を引き起こすタンパク凝集（アミロイドβ、レビー小体など）が、モノアミン神経に蓄積すると、抑うつ症状を引き起こすことを示しています。

そして、どうやら、認知症の所見が目立たず、うつ病と診断されている症例で、こうしたモノアミン神経核の病変だけが目立つ場合があるらしいと考えられます。

本当は、もっとうつ病患者さんの脳組織研究を進めなければなりません。動物実験などの基礎研究から得られた仮説は、最終的には患者さんの脳組織で確認する必要があります。しかし、現状では、うつ病患者さんの脳はほとんど調べられていません。

これは、患者さんが精神科で亡くなることは少ないので、剖検を依頼する機会も少ないとはいえ、多くの精神科医が、生前の面接診断が最終診断だと考えていることにも起因していると思います。脳を見てもそれで診断できるわけではないから、病理解剖もされない、ということになってしまっています。実際には、ＤＳＭ‐５の診断基準に「他の身体疾患で説明できない」との項目があることから、うつ病を説明できるような脳の病変があるのかないのか、確認しないと、最終的に「うつ病」とは診断できず、「うつ病の疑い」に過ぎないのではないでしょうか。

うつ病と手綱核

モノアミンとの関連で注目されているのが手綱核という場所です。

手綱核という名前は、脳を下から見たときに、松果体が前方に伸ばした手綱を握っているように見えることから名づけられたと言います。

手綱核のうち、特に外側手綱核という場所は、中脳腹側被蓋野のドーパミン神経を抑制している脳部位です。

報酬を期待している時に中脳腹側被蓋野のドーパミン神経が活動すると述べましたが、手綱核のニューロンは、報酬がないと予測した時に活動するのです。

手綱核から中脳腹側被蓋野のドーパミン神経への投射は、報酬に関連した中脳腹側被蓋野のドーパミンニューロンの活動を抑制しているようなのです。

すなわち、悪いことが起こりそうだ、という時に活動する神経核なので、いかにもうつ病に関係がありそうです。動物モデルの研究でも、手綱核の活動亢進が抑うつを引き起こすと推定されています。

うつ病患者さんで、脳内のセロトニンを欠乏させた時の抑うつ症状は、手綱核の活動亢進と関連していたと報告されています。(66)

ＭＲＩによる研究では結論が出ておらず、実際にうつ病の患者さんで手綱核に病変を持つ人がいるのかどうかは、さらなる研究が必要なようです。

うつ病と炎症

最近、研究が盛んになっているのは、うつ病と炎症の関係です。うつ病や双極性障害では、インターロイキン6、TNF（腫瘍壊死因子）α、インターフェロンなど、サイトカインと呼ばれる、免疫にかかわるシグナル分子が上昇していることが報告されています。こうした炎症所見がある患者さんでは、抗うつ薬が効きにくいといわれています。

また、炎症が脳内のセロトニンに与える影響についても注目されています。セロトニンは、トリプトファンというアミノ酸から作られるのですが、トリプトファンには、セロトニンになる経路の他に、キヌレニンという物質に変換される経路があり、炎症があると、後者の経路に傾いてしまうため、結果として脳内がセロトニン不足に陥るというのです。

この仮説の最大の難点は、その炎症の原因は何か、ということがいまだ解明されていないということです。

しかしながら、うつ病はさまざまな身体疾患に伴いやすいことが知られており、炎症を伴う潜在的な身体疾患に伴ってうつ病となるような場合もあるのかもしれません。あるいは、脳内の炎症ということもあるのかもしれませんが、今後のさらなる研究が必要と思われます。

季節性うつ病

うつ病の中でも、毎年秋から冬にかけてうつ状態になるというタイプは、過眠・過食といった症状が特徴的で、秋から冬にかけて、朝二時間ほど明るい光を浴びる光療法が有効です。こうしたタイプで見られる過眠・過食などの症状は、熊の冬ごもりなどによく似ていることから、冬眠症状と呼ばれ、氷河期において人類が冬の寒さに適応していたことの名残なのかもしれません。

動物園のクマの飼育係の方が、冬にクマを見ていると、どうも調子が悪そうで、これは本当は冬眠する時期だからで、冬眠させてあげたら楽になるのではないか？　と考えて、動物園で冬眠させてみた、という話があります。冬季うつ病は、冬眠すべき時期にも冬眠できずに活動せざるをえなくなった人類の持つ矛盾なのかもしれません。

第16章　ＰＴＳＤと神経新生

ＰＴＳＤという言葉は、一九九五年の阪神淡路大震災の頃まで、あまり知られていなかったように思います。この地震の後、地震の恐怖で不眠、不安が続き、ちょっとしたことで地震の時をありありと思い出すフラッシュバックに襲われる、社会的活動から引きこもってしまう、といったＰＴＳＤ症状を示す方がいらっしゃることに注目されました。その後、地下鉄サリン事件などでも、同様の症状で苦しむ方が多くいらっしゃいました。

このＰＴＳＤが精神科の診断基準に加えられたのは、ベトナム戦争後にこうした症状に苦しむ方々が多くいらっしゃり、そうした方々を救済するための枠組みとして、ＰＴＳＤという考え方が導入されたことに始まります。

もちろん、こうした症状が最近現れたわけではなく、こうした症状は昔から文学、映画等で取り上げられてきました。診断するのは、あくまでもこうした症状で苦しむ方々を救済することが目的です。

実際、災害や大規模な犯罪の被害の後でも、ＰＴＳＤ症状で精神科外来を訪れる方は多くないように思います。

そして、精神科外来でＰＴＳＤの方を診療する場合に一番困るのは、真にトラウマティックな体験は、誰にも話せない、ということです。診断基準では、危うく死にそうになったり、重症を負ったり、性的暴力を受ける出来事の後に、侵入症状（フラッシュバックや悪夢など）、関連する出来事の回避（その場所を避けるなど）、解離症状（トラウマのことを思い出せない）、覚醒度の亢進（不眠、集中困難など）などが一カ月以上続き、機能障害を引き起こしている場合をＰＴＳＤと診断します。しかし、トラウマ体験があまりに激烈で、治療者にも話せないという場合には、不眠などの症状のみから、ＰＴＳＤであることを疑わねばならず、なかなか難しい面があると思います。

臨床場面でＰＴＳＤと診断される方は、ほとんどの場合、何らかの併発症があります。すなわち、同時に他の精神疾患の診断を持っています。

また、一見、最近の出来事に対するＰＴＳＤのように見えても、過去に繰り返し受けた虐待やいじめなどによる複雑型ＰＴＳＤが背景にある場合も少なくありません。

したがって、実際に臨床場面で診る臨床像は、ＰＴＳＤの診断基準のように明瞭なものではないと思います。

ＰＴＳＤと動物モデル

とはいえ、他の精神疾患に比べると、ＰＴＳＤは動物モデルを用いた研究が比較的行いやすいとは言えるでしょう。

中でも、動物に対して電気ショックなどを与え、同じ場所に戻した時に、動かなくなる（フリージング）様子を観察する「恐怖条件づけ」の研究は、非常に盛んに行われています。電気ショックを繰り返すことで、動物は次第にその場所が危険な場所であることを学習し、フリージングするようになります。ところが、電気ショックを与えずに長くそのケージで過ごしてもらうことを繰り返すと、次第にフリージングしないようになります。これを、恐怖条件づけ記憶が「消去」された、と呼んでいます。この現象はパブロフにより指摘され、フロイトは馴化（habituation）と呼んでいましたが、現在、神経科学領域では、消去（extinction）と呼ぶのが一般的です。一見これは、「忘れた」ように見えるのですが、実際には忘れたわけではないようです。なぜなら、消去が起きて、しばらく時間を置いた後でも、弱い電気刺激を与えられたりしただけで、フリージングが復活してしまうからです。

すなわち、消去は、忘却ではなく、「もう安全であることを学習」して、ここはもう安全だという新しい記憶により、ここは危険であるという古い記憶を上書きしたということになります。

この恐怖条件づけに最大の役割を果たしているのが扁桃体です。一方、消去には、前頭前皮質が大きな役割を担っています。

さらに、海馬も両者に関連していると言われています。

海馬は、側頭葉の奥にある構造で、人では大脳皮質に比べるとずいぶん小さいようですが、マウスの脳ではもっと大きな割合を占めています。その形がタツノオトシゴに似ているために海馬と名付けられたと言われています。

記憶を獲得する際には、海馬が必要ですが、しばらく時間が経過すると、海馬がなくても想起できるようになります。てんかんの手術目的で両側の海馬を摘出されたH・Mさん（亡くなった後、ヘンリー・モレゾンさんであったと名前が公表されました）の例では、手術前の三年くらいの記憶を想起できなかったそうです。マウスやラットでは一カ月ほどで、海馬がなくても想起できるようになるようです。

井ノ口馨氏らは、海馬の神経新生を阻害すると、恐怖記憶がより長い間海馬依存的なままになることを発見しました。(67)

神経新生の役割

神経新生というのは、新しく神経細胞ができるということです。

昔は、大人になるともはや新しい神経細胞はできない、と言われていました。実際、脳内のほとんどの神経細胞は、生まれる前後にできたものです。しかし、脳の一部では、新しい神経細胞ができていることが、その後明らかにされました。

人でもそのようなことが起きていることは、癌の診断目的で、DNAを合成する時、DNAに取り込まれる物質を投与された患者さんが亡くなった後に、脳を調べて、この試薬が取り込まれているかどうかを調べることにより、明らかにされました。亡くなった患者さんの海馬には、確かに、亡くなる前に投与されたこの試薬を元に作られたDNAを持つ神経細胞が存在し、これにより、成人になっても作られている神経細胞があることが証明されたのです。

井ノ口氏らの研究から、海馬で神経新生が起きることによって、記憶を海馬から大脳皮質に転送することが促進されると考えることができます。

現在、ＰＴＳＤの薬物療法として、抗うつ薬でもある、セロトニン選択的取り込み阻害薬（略してＳＳＲＩ）が用いられていますが、これらの薬は、神経新生を促進する働きがあることがわかっています。「ここは危険だ」という古い記憶を「もう安全だ」という新しい記憶で塗り替えることによってＰＴＳＤを克服できるとすれば、ＳＳＲＩは、こうした新しい記憶が定着することを促進するのかもしれません。

他に現在ＰＴＳＤの治療法として検討されているものとして、Ｄ‐シクロセリンという物質があります。(68) この物質は、第11章で述べたＤ‐セリンと同じ働きをする物質で、ＡＭＰＡ受容体と並んで、神経伝達物質であるグルタミン酸受容体の主要な受容体の一つである、ＮＭＤＡ受容体の働きを強めます。

ＮＭＤＡ受容体の働き

ＡＭＰＡ受容体は、グルタミン酸が来たときに、ナトリウムイオンを細胞内に流入させ、細胞を脱分極させることにより、神経細胞を計算素子として働かせることに関係していることを説明しました。

一方、ＮＭＤＡ受容体は、同じグルタミン酸に反応するのですが、いくつか違いがあります。まずは、細胞が脱分極している時しか反応しないということです。脱分極している時だったら、細胞の中はもうナトリウムイオンは一杯では？　と思われるかもしれません。実はＮＭＤＡ受容体が通すのは、ナトリウムイオンではなく、カルシウムイオンです。

細胞の内外には、百倍以下のナトリウムイオンの勾配があり、これによって神経細胞の分極／脱分極の状態を決定し、計算素子として働かせています。一方、カルシウムイオンは、細胞の中にはほとんどない状態です。具体的には、細胞の中には、細胞外の一万分の一の濃度しかありません。これもまた、エネルギー（ＡＴＰ）を使って、細胞が汲み出しているのです。せっかく汲み出したカルシウムイオンを、ＮＭＤＡ受容体はどうして取り込んでしまうのか、というと、カルシウムイオンが、細胞にとってとても重要なシグナルだからです。

もし、カルシウムイオンが作用せず、いつもＡＭＰＡ受容体が働いて脱分極するだけだったら、脳は何も学ぶことができません。しかし、ＮＭＤＡ受容体は、神経細胞が興奮している時に次の刺激が来たときだけ働くのです。つまり、刺激が連続しているということは、この神経回路は重要だ、つながりを強くすべし、ということです。そういう時に、カルシウムが流入すると、そのシナプスのつながりを強くするような変化が起きます。具体的には、リン酸化酵素が活性化して、ＡＭＰＡ受容体がリン酸化するなどして、シナプスにより多く集まってくるようになる、といった変化です。

このように、シナプスが変化することを、シナプス可塑性と言います。

このシナプス可塑性に加え、新しいシナプスができるといった、形態の変化を伴う可塑性（形態可塑性、あるいは構造可塑性）などの神経可塑性が、脳が記憶することの源泉となっています。

ＮＭＤＡ受容体が記憶に関与していることは、ＮＭＤＡ受容体を失わせたマウスではシナプス可塑性と学習が障害されるといったことから明らかにされています。

ＮＭＤＡ受容体の働きを強める物質であるＤ‐シクロセリンがＰＴＳＤに有効であることも、やはり、ＰＴＳＤからの克服には新しい学習が必要だ、ということを示していると言えるでしょう。

ここまで来ると、せっかく新しい、もう安全だという学習をするなら、行動療法と組み合わせたらよいのでは？　と思った方もおられるでしょう。

その通りです。このＤ‐シクロセリンは、暴露療法（トラウマに関連した事物に曝露する行動療法）の効果を高めるのです。

ＰＴＳＤに限らず、心理療法と薬物療法の適切な組み合わせこそが、最大の治療効果を引き出すことができるのではないでしょうか。

第17章　双極性障害と視床室傍核

双極性障害は、躁状態または軽躁状態とうつ状態を繰り返す病気です。躁状態を伴う場合を双極Ⅰ型障害、躁状態がなく、うつ状態と軽躁状態がある場合を双極Ⅱ型障害と言います。

以前は躁うつ病と呼ばれ、二大精神疾患として、統合失調症と並び称されていました。うつ病と双極性障害は、全く別の病気である、とも言われますが、実際にはそう簡単ではありません。なぜなら、双極性障害によるうつ状態は、うつ病と区別がつかないため、双極性障害の方が最初にうつ状態から始まった場合、それはうつ病と診断されるからです。すなわち、うつ病患者さんの一部が、潜在的な双極性障害、ということになります。

実際には、うつ病と診断された方のおよそ一割が、その後の経過中に躁状態や軽躁状態が現れて、最終的には双極性障害に診断が変更されると報告されています。

このように、双極性障害の初発うつ状態はうつ病と診断されるにもかかわらず、うつ病に使う治療薬と双極性障害の治療薬は異なります。

うつ病では、抗うつ薬を使いますが、抗うつ薬は、躁転（急にうつから躁に変わってしまう）や急速交代化（年に四回以上、躁やうつを繰り返すこと）を招く可能性があるため、双極性障害ではなるべく使わない方がよいとされているのです。

結局のところ、双極性障害と診断されている方の多くが、最初はうつ病と診断され、抗うつ薬により経過が悪化してしまう場合も少なくないのが現状です。

何とか双極性障害をより早期に診断できる方法を開発しなければなりません。

双極性障害とリチウム

双極性障害の再発予防に用いる第一選択薬は、リチウムという薬です。

リチウムがうつ状態に有効であることは、百年以上前に発見されており、精神科の薬の中でも、最も古いものです。

このリチウムは、周期表の三番目に出てくる元素で、わずかながら、水道水の中にも含まれている、天然のミネラルなのです。

リチウムは、有効な濃度と、中毒濃度が近接しているため、日本で使われている薬の中では、初めて、血中濃度測定を行うことを条件として承認された薬です。

このリチウムが、どうして双極性障害に対して特異的な効果を発揮するのかは本当に不思議なことです。そのメカニズムとして、酵素（イノシトールモノフォスファターゼ、あるいはＧＳＫ-３β）の活性を阻害するためではないかと考えられていますが、いまだ仮説にとどまっています。現在、イノシトールモノフォスファターゼ阻害作用を持つ別の物質の臨床試験が英国で行われているので、これが有効だったら、この仮説が証明されることになるでしょう。

躁とうつのメカニズム

躁状態では、気分が爽快になって、活動的になりますが、あまりに行動が行きすぎてしまうと、結果的には、人間関係に大きな問題を残してしまいます。

ドーパミンを増やす覚醒剤は躁状態的な変化を引き起こしますし、ドーパミンの阻害薬が躁状態に有効ですので、躁状態では、おそらく、モノアミン、特にドーパミンの活動が盛んになっていると想像されます。

一方、うつ状態にも、モノアミンの活性低下という仮説があることをうつ病の章でご説明しました。

しかし、モノアミンが変わるから、では双極性障害の原因を説明したことにはなりません。双極性障害では、一卵性双生児と二卵性双生児を比較すると、一卵性双生児の方が、一致率が高いことから、ゲノム（84頁参照）がその発症に関係していることは疑いがありません。ゲノムは一生ほとんど変わらないにもかかわらず、躁状態とうつ状態という、全く反対に見える二つの両極端な状態が現れるのはなぜなのか、ということが、双極性障害を巡る大きな謎なのです。

ゲノム研究

そこで、双極性障害の原因を探る研究としては、ゲノム研究が大きな手がかりとなります。

しかし、遺伝病の原因を探るために有効な、連鎖解析という方法では、原因遺伝子は見つかりませんでした。これは、双極性障害家系の中のうつ病の人たちが、原因遺伝子を持っているからなったのか、心理的な理由でなったのか判定しようがないため、はっきりした結果が得られなかった、という面があります。

その後、数万人の患者さんと健常者で、全ゲノムにわたり、どこに関連遺伝子があるかを調べる、ゲノムワイド関連研究（ＧＷＡＳ）という方法を使って、研究が行われました。初期のＧＷＡＳで、カルシウムチャネルの遺伝子との関連が見出されました。

一方、私たちのグループは、インターネットなどで呼びかけて、両親と患者さんの三人の家系（トリオ家系）、七十九家系の方にご参加いただき、デノボの変異を探索したところ，双極Ⅰ型障害または統合失調感情障害（統合失調症の症状と双極性障害の症状が混在している患者さんで、遺伝的には双極性障害に近い）を合わせたグループでは、カルシウム結合タンパク質の遺伝子変異が多いことがわかりました。

また、いくつかの遺伝病で双極性障害を伴う場合があることが報告されていますが、こうした遺伝病は、小胞体またはミトコンドリアという、カルシウムがほとんどない細胞の中で、特別にカルシウムをため込んでいる細胞内小器官の病気です。

これらのことから、双極性障害に罹りやすくなる遺伝子は、細胞内のカルシウムの調節に関わっているものが多いと考えられます。実は以前から、双極性障害患者さんの細胞では、細胞内のカルシウムが高くなりやすい、と報告されていたので、最近のゲノム研究の結果も、こうした知見と一致していると言えます。

第16章で述べた通り、カルシウムは、シナプスのつながりを調節する働きがありますが、それに加えて、細胞内でカルシウムが高くなりすぎると、細胞は死んでしまいます。

これに基づけば、細胞内のカルシウムの調節と双極性障害がどのように関係しているかについては、二つの考え方ができます。

一つは、もともと、気分が昂ぶったり落ち込んだりした時に、元に戻ろうとする働きを持っている神経系があり、細胞内のカルシウムが高くなりすぎるためこうした神経系が失われてしまう、という考えです。

そしてもう一つは、細胞内カルシウムの調整不全により、シナプス可塑性などの神経可塑性が変化してしまっているために、気分が昂ぶったり落ち込んだりした時に、元に戻ろうとする復元力が十分でなく、そのために躁やうつになりすぎてしまう、という考えです。

両者は必ずしも相反するものではありませんが、私たちの研究室では、こうした二つの可能性を考え、気分の調節に関わる、仮想的な「気分安定神経系」が失われるか、機能障害を来しているのではないか、という可能性を考えながら、研究を進めています。

気分安定神経系はあるのか

患者さんの脳では、特定の細胞が失われているという証拠はありませんが、患者さんの脳を隅から隅まで顕微鏡でじっくり観察することは、現実問題できませんので、意外な小さな脳部位で、細胞が失われている可能性を否定することはできません。

また、シナプス可塑性の問題だとしたら、もはや患者さんの脳で検証することはできません。

ゲノム研究が進んだら、次は動物モデルを用いて、気分安定神経系を探索する研究が必要になります。

モデルマウス

私たちは、すでに原因遺伝子が解明されている病気で、双極性障害も伴う病気として、ミトコンドリア病に注目して、モデルマウスを作成しました。具体的には、変異型のミトコンドリアＤＮＡ合成酵素（ＰＯＬＧ）を発現させたマウスです。ミトコンドリアＤＮＡとは、細胞内小器官であるミトコンドリアが持っている、遺伝因子です。もともと別な生物が細胞内で共生するようになったのがミトコンドリアの起源と考えられていて、そのために遺伝因子を持っていると考えられます。ミトコンドリアＤＮＡ合成酵素（ＰＯＬＧ）に変異を持っていると、ミトコンドリアＤＮＡに変異が蓄積して、病気になってしまうのです。

このマウスは、運動、感覚、記憶などの基礎的な脳機能には明らかな異常は見られませんでした。

ケージに回し車を入れておくと、マウスは輪回しを自発的にするようになるのですが、半年以上観察していると、このマウスは、平均して半年に一回程度、約二週間続く、輪回しをしない時期が現れました。

これがうつ状態なのかどうかを調べるため、このエピソードがＤＳＭ‐５の抑うつエピソードの診断基準を満たすかどうかすべて調べました。

その結果、興味喪失（興味ある行動［輪回し］は減るがその他の行動量には変化がない）、易疲労性（走れる距離が短い）、精神運動制止（動作の速度が遅い）、睡眠障害（起きるべき時間には過眠で、眠るべき時間には不眠）、食欲亢進および体重増加、といった特徴が見られました。

さらに、マウスの赤ちゃんを置くと、通常は巣に集めてきて暖めるのですが、エピソード中のマウスは、子どもを集めて来なかったことから、社会的機能の障害があると考えられました。

その他、このエピソード中には、ストレスで増える副腎皮質ホルモンが増加することがわかりました。

このような状態が見られるのはメスマウスだけでしたが、卵巣を摘除するとこのエピソードが見られなくなることから、女性ホルモンが関係していると考えられました。

三環系抗うつ薬で躁転に似た行動変化が見られましたが、ＳＳＲＩではこの状態がなくなり、リチウムを投与すると、投与中より中止後にエピソードが増えました。

また、食欲亢進、体重増加、過眠といった症状は非定型症状と呼ばれ、双極性障害のうつ状態の方に特徴的です。

これらのことから、反復性のうつ状態しかないものの、双極性障害に近い特徴を示すと考えました。

原因神経回路を求めて

それでは、このマウスで気分安定神経系を探索することは可能でしょうか。

このモデルマウスは、ミトコンドリアDNA合成酵素の変異体を持っているため、ミトコンドリアDNAに変異が生じてしまいます。そこで、脳のどこに異常なミトコンドリアDNAが蓄積しているのかを調べました。

その結果、異常なミトコンドリアDNAが一番多く蓄積していたのは、「視床室傍核」という、聞き慣れない脳部位だったのです。

他にもいくつか蓄積しているところがあり、これらは扁桃体、側坐核などで、いずれも感情に関わる部分、そして、視床室傍核からの神経線維が到達している部分でした。

視床室傍核は、縫線核のセロトニンニューロンや、ストレス反応の起点となる視床下部室傍核のCRHニューロンなどから入力を受けて、恐怖に関わる扁桃体、報酬に関わる側坐核、そして感情の調節に関わる前部帯状回に線維を送っている場所です。いかにも、感情のセンターになっていそうに思えるのです。

これまで双極性障害と視床室傍核の関連が指摘されたことはありませんでしたが、双極性障害やうつ病の原因ではないかと疑われているほとんどの脳部位と線維連絡のある場所なのです。

視床室傍核がこのモデルマウスが示すうつ状態の原因なのかどうかを明らかにするため、神経回路操作技術を用いました。視床室傍核の神経細胞だけ、働きをとめてやったのです。この実験では、利根川進氏が開発した、特定の神経細胞だけに、神経毒である破傷風毒素を作らせることにより、その神経細胞だけ働きを止める、という方法を使いました。

その結果、視床室傍核の機能を止めたマウスは、変異ＰＯＬＧマウスと同じような、うつ状態によく似たエピソードを示したのです。

この結果から、モデルマウスで見られた視床室傍核のミトコンドリアＤＮＡ変異の蓄積と、うつ状態のようなエピソードの因果関係が示されたと思います。

今後は、実際になくなった患者さんの視床室傍核を調べて、病変があるのかないかを明らかにすることが必要です。

もしそのような病変が見つかったら、今度は脳画像法により、それを可視化する方法を開発することで、診断法につなげていきたいと思います。

文献

(1) Miyauchi, S., Takino, R., Fukuda, H. & Torii, S. Electrophysiological evidence for dreaming: human cerebral potentials associated with rapid eye movement during REM sleep. Electroencephalogr Clin Neurophysiol 66, 383-390 (1987).

(2) Ogawa, S., Lee, T. M., Kay, A. R. & Tank, D. W. Brain magnetic resonance imaging with contrast dependent on blood oxygenation. Proc Natl Acad Sci U S A 87, 9868-9872 (1990).

(3) Horikawa, T., Tamaki, M., Miyawaki, Y. & Kamitani, Y. Neural decoding of visual imagery during sleep. Science 340, 639-642 (2013).

(4) Feinstein, J. S., Adolphs, R., Damasio, A. & Tranel, D. The human amygdala and the induction and experience of fear. Curr Biol 21, 34-38 (2011).

(5) Sheline, Y. I. et al. Increased amygdala response to masked emotional faces in depressed subjects resolves with antidepressant treatment: an fMRI study. Biol Psychiatry 50, 651-658 (2001).

(6) Roberson-Nay, R. et al. Increased amygdala activity during successful memory encoding in adolescent major depressive disorder: An FMRI study. Biol Psychiatry 60, 966-973 (2006).

(7) Zhong, M. et al. Amygdala hyperactivation and prefrontal hypoactivation in subjects with cognitive vulnerability to depression. Biol Psychol 88, 233-242 (2011).

(8) Watanabe, Y., Gould, E. & McEwen, B. S. Stress induces atrophy of apical dendrites of hippocampal CA3 pyramidal neurons. Brain Res 588, 341-345 (1992).

(9) Radley, J. J. et al. Repeated stress induces dendritic spine loss in the rat medial prefrontal cortex. Cereb Cortex 16, 313-320 (2006).
(10) Mitra, R., Jadhav, S., McEwen, B. S., Vyas, A. & Chattarji, S. Stress duration modulates the spatiotemporal patterns of spine formation in the basolateral amygdala. Proc Natl Acad Sci U S A 102, 9371-9376 (2005).
(11) Zotev, V. et al. Self-regulation of amygdala activation using real-time FMRI neurofeedback. PLoS One 6, e24522 (2011).
(12) Young, K. D. et al. Randomized Clinical Trial of Real-Time fMRI Amygdala Neurofeedback for Major Depressive Disorder: Effects on Symptoms and Autobiographical Memory Recall. Am J Psychiatry 174, 748-755 (2017).
(13) Koike, T. et al. Neural substrates of shared attention as social memory: A hyperscanning functional magnetic resonance imaging study. Neuroimage 125, 401-412 (2016).
(14) Nakano, T. & Kitazawa, S. Eyeblink entrainment at breakpoints of speech. Exp Brain Res 205, 577-581 (2010).
(15) Wiseman, R. J. & Nakano, T. Blink and you'll miss it: the role of blinking in the perception of magic tricks. PeerJ 4, e1873 (2016).
(16) Nakano, T., Kato, M., Morito, Y., Itoi, S. & Kitazawa, S. Blink-related momentary activation of the default mode network while viewing videos. Proc Natl Acad Sci U S A 110, 702-706 (2013).
(17) Raichle, M. E. The brain's default mode network. Annu Rev Neurosci 38, 433-447 (2015).
(18) Greicius, M. D., Krasnow, B., Reiss, A. L. & Menon, V. Functional connectivity in the resting brain: a network analysis of the default mode hypothesis. Proc Natl Acad Sci U S A 100, 253-258 (2003).
(19) Nakano, T., Kato, N. & Kitazawa, S. Lack of eyeblink entrainments in autism spectrum disorders. Neuropsychologia 49, 2784-2790 (2011).
(20) Tanabe, H. C. et al. Hard to "tune in": neural mechanisms of live face-to-face interaction with high-functioning autistic spectrum disorder. Front Hum Neurosci 6, 268 (2012).
(21) 橳島次郎　精神を切る手術――脳に分け入る科学の歴史（岩波書店、二〇一二）.

(22) Wehler, R. & Hoffmann, H. Intellectual functioning in lobotomized and non-lobotomized long term chronic schizophrenic patients. J Clin Psychol 34, 449-451 (1978).
(23) Cumming, S., Hay, P., Lee, T. & Sachdev, P. Neuropsychological outcome from psychosurgery for obsessive-compulsive disorder. Aust N Z J Psychiatry 29, 293-298 (1995).
(24) Kuroda, K. O. et al. ERK-FosB signaling in dorsal MPOA neurons plays a major role in the initiation of parental behavior in mice. Mol Cell Neurosci 36, 121-131 (2007).
(25) Kim, P. et al. The plasticity of human maternal brain: longitudinal changes in brain anatomy during the early postpartum period. Behav Neurosci 124, 695-700 (2010).
(26) Tsuneoka, Y. et al. Distinct preoptic-BST nuclei dissociate paternal and infanticidal behavior in mice. EMBO J 34, 2652-2670 (2015).
(27) Esposito, G. et al. Infant calming responses during maternal carrying in humans and mice. Curr Biol 23, 739-745 (2013).
(28) Robinson, T. E. & Kolb, B. Alterations in the morphology of dendrites and dendritic spines in the nucleus accumbens and prefrontal cortex following repeated treatment with amphetamine or cocaine. Eur J Neurosci 11, 1598-1604 (1999).
(29) 内山真（編） 睡眠障害の対応と治療ガイドライン（じほう、二〇一二）.
(30) Chemelli, R. M. et al. Narcolepsy in orexin knockout mice: molecular genetics of sleep regulation. Cell 98, 437-451 (1999).
(31) Lin, L. et al. The sleep disorder canine narcolepsy is caused by a mutation in the hypocretin (orexin) receptor 2, gene. Cell 98, 365-376 (1999).
(32) Retraction--Ileal-lymphoid-nodular hyperplasia, non-specific colitis, and pervasive developmental disorder in children. Lancet 375, 445 (2010).
(33) 西川伸一 https://news.yahoo.co.jp/byline/nishikawashinichi/20151229-00052907/, 2015.
(34) Honda, H., Shimizu, Y. & Rutter, M. No effect of MMR withdrawal on the incidence of autism: a total

population study. J Child Psychol Psychiatry 46, 572-579 (2005).
(35) Nakatani, J. et al. Abnormal behavior in a chromosome-engineered mouse model for human 15q11-13 duplication seen in autism. Cell 137, 1235-1246 (2009).
(36) Isshiki, M. et al. Enhanced synapse remodelling as a common phenotype in mouse models of autism. Nat Commun 5, 4742 (2014).
(37) Suzuki, K. et al. Microglial activation in young adults with autism spectrum disorder. JAMA Psychiatry 70, 49-58 (2013).
(38) Sato, A. et al. Rapamycin reverses impaired social interaction in mouse models of tuberous sclerosis complex. Nat Commun 3, 1292 (2012).
(39) Katayama, Y. et al. CHD8 haploinsufficiency results in autistic-like phenotypes in mice. Nature 537, 675-679 (2016).
(40) Liu, Z. et al. Autism-like behaviours and germline transmission in transgenic monkeys overexpressing MeCP2. Nature 530, 98-102 (2016).
(41) Blakemore, S. J., Smith, J., Steel, R., Johnstone, C. E. & Frith, C. D. The perception of self-produced sensory stimuli in patients with auditory hallucinations and passivity experiences: evidence for a breakdown in self-monitoring. Psychol Med 30, 1131-1139 (2000).
(42) Hayashi-Takagi, A. et al. Disrupted-in-Schizophrenia 1(DISC1) regulates spines of the glutamate synapse via Rac1. Nat Neurosci 13, 327-332 (2010).
(43) Hikida, T. et al. Dominant-negative DISC1 transgenic mice display schizophrenia-associated phenotypes detected by measures translatable to humans. Proc Natl Acad Sci U S A 104, 14501-14506 (2007).
(44) Sigurdsson, T., Stark, K. L., Karayiorgou, M., Gogos, J. A. & Gordon, J. A. Impaired hippocampal-prefrontal synchrony in a genetic mouse model of schizophrenia. Nature 464, 763-767 (2010).
(45) Gray, C. M., Konig, P., Engel, A. K. & Singer, W. Oscillatory responses in cat visual cortex exhibit inter-columnar synchronization which reflects global stimulus properties. Nature 338, 334-337 (1989).

(46) Rodriguez, E. et al. Perception's shadow: long-distance synchronization of human brain activity. Nature 397, 430-433 (1999).

(47) Ng, T. P. et al. Curry consumption and cognitive function in the elderly. Am J Epidemiol 164, 898-906 (2006).

(48) Xie, L. et al. Sleep drives metabolite clearance from the adult brain. Science 342, 373-377 (2013).

(49) Felice, V. D., Quigley, E. M., Sullivan, A. M., O'Keeffe, G. W. & O'Mahony, S. M. Microbiota-gut-brain signalling in Parkinson's disease: Implications for non-motor symptoms. Parkinsonism Relat Disord 27, 1-8 (2016).

(50) Sengoku, R. et al. Incidence and extent of Lewy body-related alpha-synucleinopathy in aging human olfactory bulb. Neuropathol Exp Neurol 67, 1072-1083 (2008).

(51) Diamond, M. & Sigmundson, H. K. Sex reassignment at birth. Long-term review and clinical implications. Arch Pediatr Adolesc Med 151, 298-304 (1997).

(52) Ruigrok, A.N. et al. A meta-analysis of sex differences in human brain structure. Neurosci Biobehav Rev 39, 34-50 (2014).

(53) Zhou, J. N., Hofman, M. A., Gooren, L. J. & Swaab, D. F. A sex difference in the human brain and its relation to transsexuality. Nature 378, 68-70 (1995).

(54) Kojima, M. et al. Ghrelin is a growth-hormone-releasing acylated peptide from stomach. Nature 402, 656-660 (1999).

(55) Cummings, D. E. et al. A preprandial rise in plasma ghrelin levels suggests a role in meal initiation in humans. Diabetes 50, 1714-1719 (2001).

(56) Wren, A. M. et al. Ghrelin enhances appetite and increases food intake in humans. J Clin Endocrinol Metab 86, 5992 (2001).

(57) Otto, B. et al. Weight gain decreases elevated plasma ghrelin concentrations of patients with anorexia nervosa. Eur J Endocrinol 145, 669-673 (2001).

(58) Pelleymounter, M. A. et al. Effects of the obese gene product on body weight regulation in ob/ob mice. Science 269, 540-543 (1995).

(59) Grinspoon, S. et al. Serum leptin levels in women with anorexia nervosa. J Clin Endocrinol Metab 81, 3861-3863 (1996).

(60) Seeger, G., Braus, D. F., Ruf, M., Goldberger, U. & Schmidt, M. H. Body image distortion reveals amygdala activation in patients with anorexia nervosa -- a functional magnetic resonance imaging study. Neurosci Lett 326, 25-28 (2002).

(61) Santel, S., Baving, L., Krauel, K., Munte, T. F. & Rotte, M. Hunger and satiety in anorexia nervosa: fMRI during cognitive processing of food pictures. Brain Res 1114, 138-148 (2006).

(62) Sachdev, P., Mondraty, N., Wen, W. & Gulliford, K. Brains of anorexia nervosa patients process self-images differently from non-self-images: an fMRI study. Neuropsychologia 46, 2161-2168 (2008).

(63) Soetanto, A. et al. Association of anxiety and depression with microtubule-associated protein 2- and synaptopodin-immunolabeled dendrite and spine densities in hippocampal CA3 of older humans. Arch Gen Psychiatry 67: 448-457 (2010).

(64) Qamhawi, Z. et al. Clinical correlates of raphe serotonergic dysfunction in early Parkinson's disease. Brain 138, 2964-2973 (2015).

(65) Tsopelas, C. et al. Neuropathological correlates of late-life depression in older people. Br J Psychiatry 198, 109-114 (2011).

(66) Morris, J. S., Smith, K. A., Cowen, P. J., Friston, K. J. & Dolan, R. J. Covariation of activity in habenula and dorsal raphe nuclei following tryptophan depletion. Neuroimage 10, 163-172 (1999).

(67) Kitamura, T. et al. Adult neurogenesis modulates the hippocampus-dependent period of associative fear memory. Cell 139, 814-827 (2009).

(68) Mataix-Cols, D. et al. D-Cycloserine Augmentation of Exposure-Based Cognitive Behavior Therapy for Anxiety, Obsessive-Compulsive, and Posttraumatic Stress Disorders: A Systematic Review and Meta-analysis of Individual Participant Data. JAMA Psychiatry 74, 501-510 (2017).

おわりに

本書は、主に文系のメンタルヘルスの専門職の方々のために、なるべくわかりやすく、事前の知識なしに読めるようにと思いながら書きましたが、まだまだ文系の方にとってはとっつきにくいところもあったかもしれません。

もちろん、本書の内容で十分というわけではなく、取り上げられなかった疾患も少なくありませんし、もっと最近の進歩や、細かい内容を書き始めたらきりがありません。より詳しく知りたいという方は、本書で引用した総説論文や原著論文などに当たっていただければと思います。精神疾患の脳科学についての全体像を把握するために、少しでも本書がお役に立てば、と願っています。

これまで数十年の精神疾患の脳科学研究の成果は、残念ながら、ほとんどまだ、臨床に還元されていません。画期的新薬も出ていないし、確実な生物学的検査法も確立していません。

私自身も、診療の時には、こうした脳科学のことを考える機会はあまりないので、本書の知識が臨床に役に立つのかどうか確証はありません。

しかし、自分が診療で患者さんにお話ししている内容を改めて思い起こすと、本書に書いたような考え方は、診療の端々に現れているような気もしてきます。

たとえば、母親になるにも経験による学習が必要なのだ、というちょっとした知識でも、子どもがかわいく思えない、と悩んでいるお母さんにとっては、助けになるかもしれません。

また、重いうつ病で、罪業妄想にとらわれている患者さんに対して、その妄想の内容に対して共感のしようがなく、とりつく島がないように感じている時にも、うつ病によって脳が変化してしまっている状態を想像し、メタレベルで共感的に理解することができるかもしれません。

精神疾患の脳科学的知識を持つことは、臨床に直接役に立つことはないかもしれませんが、臨床の中での患者さんへの接し方に、新しい引き出しを増やすような働きは、少なくともあるような気がしています。

本書が皆様の日々の臨床に少しでも役に立つことを祈っています。

二〇一八年三月

加藤　忠史

アルファベット

は行

な行

た行

さ行

か行

索　引

あ行

著者略歴
加藤忠史（かとう　ただふみ）
1963年　東京都生まれ
1988年　東京大学医学部卒業
1989年　滋賀医科大学附属病院精神科助手
1995年～1996年　文部省在外研究員としてアイオワ大学精神科にて研究
1997年　東京大学医学部精神神経科助手，1999年講師
2001年　理化学研究所脳科学総合研究センター精神疾患動態研究チーム チームリーダー
現　在　理化学研究所脳神経科学研究センター精神疾患動態研究チーム チームリーダー
非常勤等　脳科学研究戦略推進プログラム・プログラムスーパーバイザー，日本うつ病センター・六番町メンタルクリニック・非常勤医師，東京大学大学院医学系研究科連携教授，広島大学客員教授，順天堂大学客員教授，藤田保健衛生大学客員教授　他
著　書　うつ病治療の基礎知識（筑摩選書，2014）
岐路に立つ精神医学（勁草書房，2013）
双極性障害――病態の理解から治療戦略まで 第2版（医学書院，2011）
双極性障害――躁うつ病への対処と治療（ちくま新書，2009）　他
受賞歴　2017年　Brain and Behavior Research Foundation Colvin Prize受賞
2014年　ブレインサイエンス振興財団 - 塚原仲晃記念賞受賞
1995年　日本生物学的精神医学会学術賞受賞　他
編集委員　Psychiatry and Clinical Neuroscience（Editor-in-Chief）　他

脳と心のライブラリー

臨床脳科学

—心から見た脳—

ISBN978-4-7533-1136-1

著　者

加藤 忠史

2018年 6 月 20 日　第 1 刷発行

印刷　広研印刷(株)　／　製本　(株)若林製本工場

発行所　(株) 岩崎学術出版社　〒101-0062 東京都千代田区神田駿河台 3-6-1

発行者　杉田 啓三

電話 03 (5577) 6817　FAX 03 (5577) 6837